高等医学院校护理学专业教材

皮肤病性病护理学

主　编　季素珍
副主编　耿小凤
编　者　（以姓氏笔画为序）
　　　　丁保玲　王　波　吴　艳　陈喜雪
　　　　杨淑霞　季素珍　耿小凤　寇桂玲
主　审　朱学骏

北京大学医学出版社

PIFUBING XINGBING HULIXUE

图书在版编目（CIP）数据

皮肤病性病护理学/季素珍主编．—北京：北京大学医学出版社，2004.12（2020.1重印）
 ISBN 978-7-81071-779-3

Ⅰ．皮… Ⅱ．季… Ⅲ．①皮肤病—护理学—医学院校—教材②性病—护理学—医学院校—教材
Ⅳ．R75

中国版本图书馆 CIP 数据核字（2004）第 110359 号

皮肤病性病护理学

主　　编：季素珍
出版发行：北京大学医学出版社
地　　址：（100191）北京市海淀区学院路 38 号　北京大学医学部院内
电　　话：发行部 010-82802230；图书邮购 010-82802495
网　　址：http://www.pumpress.com.cn
E - mail：booksale@bjmu.edu.cn
印　　刷：北京瑞达方舟印务有限公司
经　　销：新华书店
责任编辑：许　立　　责任校对：于　明　　责任印制：罗德刚
开　　本：787mm×1092mm　1/16　印张：9.5　插页：6　字数：237 千字
版　　次：2005 年 1 月第 1 版　2020 年 1 月第 10 次印刷
书　　号：ISBN 978-7-81071-779-3
定　　价：17.50 元

版权所有，违者必究
（凡属质量问题请与本社发行部联系退换）

序

在皮肤病的治疗中,皮肤护理占有重要的地位。皮肤护理包括了对皮肤病患者皮肤的护理,也包括健康人皮肤的护理。

皮肤病患者区别于内科系统患者一个根本点是病变位于体表,看得见,摸得着。反映在治疗上,皮肤病患者不仅需要系统用药,也十分注重外用药治疗。这是因为皮肤位于体表,为使药物在靶器官即皮损内达到一个有效浓度,外用药是一个最为简捷的途径。外用药有不同的剂型,每个剂型根据作用类别又有不同的制剂。即便是具有相同作用的一类制剂,也有多个品种。针对不同的皮肤损害、因人制宜地选择不同的外用药,如何将外用药使用于患者,有很大的讲究,可以说正确应用外用药是一门艺术。

做好皮肤病患者的护理不仅要有精湛的专业知识与技巧,还要有不怕脏、不怕苦的献身精神。有些皮肤病患者如重症大疱病、重症药物性皮炎可以说是"体无完肤",大面积的糜烂、渗出,使患者苦不堪言,此时首先需要的是护理人员极大的爱心,救死扶伤的高度责任心。

当我国步入小康社会,健康成为人们关注的话题,对皮肤护理也提出了更高的要求。年轻人脸上出油多、长了痤疮如何护理;中年人如何保护好皮肤;使青春永驻;老年人如何防止皮肤进一步老化,这些都为皮肤护理提出了新的课题。

本书是为护理本科和专科学生编写的,主编季素珍教授有着多年临床经验,副主编耿小凤副主任护师长期在第一线从事护理工作的。参加编写的既有在临床工作的皮肤科医生,又有具有着丰富经验的护士,医生和护士的合作编写为本书的一大特色。本书是北京大学第一医院皮肤科几十年护理工作的总结,具有很强的实用性及可读性,相信本书的出版一定能推动皮肤护理教学及实践,将皮肤护理学推向一个新的高度。

朱学骏

前 言

皮肤病性病学与其他学科一样发展迅速，随着人民生活水平的提高，患者不但要求得到及时、有效的治疗，也需要基本的医学护理和健康教育知识。护理工作由过去的对疾病的护理逐渐发展成把患者视为生物的、心理的、社会的、文化的、发展的人。特别是心理护理越来越受到重视，要求护理工作者不但要掌握基础理论和护理技术，更要有高尚的职业道德。为了促进皮肤病性病护理工作的开展，我们编写了这本《皮肤病性病护理学》。本教材体现了皮肤病与性病护理学特色，既有常见皮肤病性病的诊断和治疗，又有对皮肤护理即护理问题、护理措施、健康教育的详细阐述。因为我国各地病种有地区差异，各地区教学时数不同，授课教师可根据教学需要，掌握内容增减。本书具有先进性、实用性、内容全面、重点突出、简单明了的特点，可供护理本科及专科学生学习使用，也可作为临床护理工作者的参考书。本书共分为17章，包括60余种常见病，同时附有彩图70余幅。本书得到了北京大学第一医院护理部王群主任的审阅，在此表示感谢。

由于科学日新月异，知识更新迅速及参加编写人员较多，编者水平有限，难免书中有不足之处，恳请读者批评指正。

编 者

目 录

第一章 皮肤的解剖与生理

第一节 皮肤的解剖 …………… 1
 一、表皮 …………………………… 1
 二、真皮 …………………………… 3
 三、皮下组织 ……………………… 3
第二节 皮肤的生理功能 …………… 6
 一、保护功能 ……………………… 6
 二、感觉功能 ……………………… 6
 三、调节体温功能 ………………… 6
 四、分泌和排泄功能 ……………… 6
 五、吸收功能 ……………………… 6
 六、代谢功能 ……………………… 7
 七、免疫功能 ……………………… 7

第二章 皮肤病的症状、检查及诊断

第一节 皮肤病的症状 ……………… 8
 一、原发损害 ……………………… 8
 二、继发损害 ……………………… 9
第二节 皮肤科常用检查方法 ……… 9
 一、皮肤组织病理检查 …………… 9
 二、真菌学检查 …………………… 10
 三、免疫荧光检查 ………………… 10
 四、皮肤斑贴试验 ………………… 10
 五、滤过紫外线检查 ……………… 10
 六、皮肤划痕试验 ………………… 10
第三节 皮肤病的诊断 ……………… 11
 一、病史 …………………………… 11
 二、体格检查 ……………………… 11

第三章 皮肤的卫生、保健及预防

第一节 皮肤清洁与卫生 …………… 12
 一、保持皮肤清洁卫生的意义 …… 12
 二、常用的清洁用品和方法 ……… 12
 三、药浴 …………………………… 12
 四、梳头及剪发 …………………… 13
第二节 皮肤的保健 ………………… 13
 一、皮肤护理 ……………………… 13
 二、皮肤的锻炼 …………………… 14
 三、皮肤的营养 …………………… 14
第三节 不同年龄组皮肤的特点及其护理 …………………………… 15
 一、婴幼儿期皮肤的特点及其护理 …………………………… 15
 二、3岁后到青春期前皮肤的特点及其护理 …………………… 16
 三、青春期皮肤的特点及其护理 … 16
 四、老年期皮肤的特点及其护理 … 16
第四节 皮肤病的预防 ……………… 16
 一、皮肤病的预防原则 …………… 16
 二、皮肤病的预防措施 …………… 17

第四章 皮肤病性病科门诊及病房护理管理

第一节 门诊管理 …………………… 18
 一、分诊台工作 …………………… 18
 二、门诊治疗室工作 ……………… 18
第二节 病房管理及护理人员职责 … 19
 一、病房管理 ……………………… 19
 二、护理人员职责 ………………… 19

第五章 皮肤病性病患者的护理

第一节 常见护理问题 ……………… 21
第二节 护理措施 …………………… 21
 一、一般患者护理 ………………… 21
 二、危重患者护理 ………………… 22
第三节 皮肤病的护理技术 ………… 23

一、面部皮肤护理 …………… 23
二、面部护理操作 …………… 24
三、面部常见病护理治疗 …… 24
四、一般皮肤损害的清洁换药 … 24
五、重症患者清创换药 ……… 26
六、特殊部位换药 …………… 27
七、换药注意事项 …………… 27
第四节　外用药物的使用 ……… 28
一、粉剂上药法 ……………… 28
二、软膏上药法 ……………… 28
三、糊膏上药法 ……………… 28
四、油剂上药法 ……………… 28
五、酊剂上药法 ……………… 28
六、硬膏上药法 ……………… 29
七、湿包上药法 ……………… 29
八、封包法 …………………… 29
第五节　药浴及护理 …………… 29
一、清洁作用 ………………… 29
二、温度作用 ………………… 30
三、药浴的护理要点 ………… 30

第六章　皮肤病的治疗

第一节　常用内用药物治疗 …… 31
一、抗生素 …………………… 31
二、抗病毒药 ………………… 31
三、抗真菌药 ………………… 32
四、抗组胺药 ………………… 33
五、糖皮质类固醇激素 ……… 34
六、维生素类 ………………… 36
七、免疫抑制剂 ……………… 37
八、其他 ……………………… 37
第二节　常用外用药物治疗 …… 38
一、外用药物的性质 ………… 38
二、外用药的剂型及使用方法 … 39
三、外用药物的治疗原则 …… 41
四、外用药物治疗注意事项 … 41
第三节　物理治疗 ……………… 41
一、电疗法 …………………… 41
二、冷冻治疗 ………………… 42
三、刮匙术 …………………… 42

四、挤疣术 …………………… 42
五、局部封闭疗法 …………… 43
六、光疗法 …………………… 43
七、放射疗法 ………………… 44
第四节　皮肤科常用手术治疗 … 45
一、擦皮术或磨削术 ………… 45
二、切割术 …………………… 45
三、腋臭手术 ………………… 45
四、体表外科小手术 ………… 45

第七章　病毒性皮肤病

第一节　单纯疱疹 ……………… 47
第二节　带状疱疹 ……………… 48
第三节　水痘 …………………… 50
第四节　疣 ……………………… 51
第五节　传染性软疣 …………… 52

第八章　细菌性皮肤病

第一节　脓疱疮 ………………… 54
第二节　毛囊炎、疖和痈 ……… 55
第三节　丹毒 …………………… 56
第四节　皮肤结核 ……………… 58
第五节　麻风 …………………… 59

第九章　真菌性皮肤病

第一节　头癣 …………………… 62
第二节　体癣和股癣 …………… 63
第三节　手癣和足癣 …………… 64
第四节　甲真菌病 ……………… 65
第五节　花斑癣 ………………… 66
第六节　念珠菌病 ……………… 67
第七节　着色芽生菌病 ………… 68
第八节　孢子丝菌病 …………… 69

第十章　变态反应性皮肤病

第一节　接触性皮炎 …………… 71
第二节　湿疹 …………………… 72
第三节　自敏性皮炎 …………… 74
第四节　异位性皮炎 …………… 74
第五节　脂溢性皮炎 …………… 76

第六节 药物性皮炎 ………………… 77
第七节 荨麻疹 …………………… 79
附 过敏性休克 ……………………… 81

第十一章 性传播疾病

第一节 梅毒 …………………… 83
第二节 淋病 …………………… 87
第三节 非淋菌性尿道炎 ………… 88
第四节 尖锐湿疣 ………………… 89
第五节 生殖器疱疹 ……………… 91
第六节 艾滋病 …………………… 92

第十二章 红斑鳞屑性皮肤病

第一节 银屑病 …………………… 95
第二节 玫瑰糠疹 ………………… 98
第三节 扁平苔藓 ………………… 99
第四节 多形红斑 ………………… 100

第十三章 结缔组织病

第一节 红斑狼疮 ………………… 103
第二节 皮肌炎 …………………… 106
第三节 硬皮病 …………………… 108
第四节 白塞病 …………………… 111

第十四章 大疱性皮肤病

第一节 天疱疮 …………………… 114
第二节 大疱性类天疱疮 ………… 117
第三节 副肿瘤性天疱疮 ………… 119

第十五章 皮肤血管炎

第一节 变应性皮肤血管炎 ……… 122
第二节 过敏性紫癜 ……………… 123
第三节 结节性红斑 ……………… 124

第十六章 皮肤附属器疾病

第一节 寻常痤疮 ………………… 126
第二节 玫瑰痤疮 ………………… 128
第三节 斑秃 ……………………… 129
第四节 汗疱疹 …………………… 131

第十七章 皮肤肿瘤

第一节 皮肤良性肿瘤 …………… 133
一、粟丘疹 ……………………… 133
二、脂溢性角化 ………………… 133
三、汗管瘤 ……………………… 134
四、先天性血管瘤 ……………… 134
五、瘢痕疙瘩 …………………… 135
六、皮肤纤维瘤 ………………… 135
七、色素痣 ……………………… 136
第二节 皮肤恶性肿瘤 …………… 136
一、日光角化病 ………………… 137
二、基底细胞癌 ………………… 137
三、鳞状细胞癌 ………………… 138
四、鲍温病 ……………………… 138
五、湿疹样癌 …………………… 139
六、蕈样霉菌病 ………………… 139
七、恶性皮肤肿瘤的护理 ……… 140

主要参考读物 ……………………… 141

彩 图

第一章 皮肤的解剖与生理

第一节 皮肤的解剖

皮肤由表皮、真皮、皮下组织三部分及皮肤附属器官即毛发、甲、皮脂腺、大小汗腺组成，并有丰富的神经、血管、淋巴管及肌肉（图1-1）。

一、表皮

表皮（epidermis）是人体皮肤最外面的一层组织，来源于外胚层，属复层鳞状上皮，主要由角质形成细胞和非角质形成细胞两类细胞组成。后者包括黑素细胞、郎格罕细胞、默克尔细胞和未定类细胞。

（一）角质形成细胞（keratinocyte）

约占表皮细胞的95%以上，代谢活跃，连续不断地进行细胞分化和更新。在其分化、成熟的不同阶段，细胞的形态、大小及排列均有变化。角质形成细胞的特点是可以产生角蛋白。角质形成细胞自最下面的基底细胞不断增殖，在向上移动的同时产生坚韧的角蛋白。根据角质形成细胞各发展阶段的特点，将表皮自内向外分为五层。

1. 基底层（stratum basal） 即基底细胞层，是表皮最底层，为单层柱状细胞，与基底膜带垂直排列成栅栏状。典型的基底细胞核卵圆浓染，核仁明显，胞浆嗜碱性，含有角蛋白张力丝（tonofilamets）与黑素（melanin）。相邻细胞间及与上方棘细胞靠桥粒（desmosome）连接，与基底膜带则以半桥粒连接。每天约有30%～50%的基底细胞进行核丝分裂活动，产生新的细胞，所以基底层也称生发层。新生细胞约以10个为一组垂直重叠排列成柱状，有次序地逐渐向上移行，形成所谓表皮增殖单位（epidermal proliferation unit）。

基底细胞分裂周期约19天，新产生的细胞从基底细胞层进入棘层，然后逐渐上移到颗粒层的顶端，这个过程约需14天。经过角质层脱落下来又需14天。这样细胞从新生至脱落共需28天，被命名为表皮通过时间（transit time），或称更替时间（turnover time）。一些因素可促进基底细胞的分裂，如表皮生长因子（epidermal growth factor，EGF）、求偶素、外伤、肿瘤及环鸟苷酸（cGMP）；而表皮抑素（chalone）、环腺苷酸（cAMP）则抑制细胞分裂。正常人表皮细胞的分裂增殖维持在适度的水平，使新生的细胞与脱落的角质细胞保持平衡，保证表皮的正常厚度。

2. 棘层（stratum spinosum） 由基底细胞不断增殖形成的4～8层多角形细胞组成。细胞间连接主要靠桥粒，称细胞间桥。由于非桥粒处细胞膜的回缩使桥粒处呈棘突状，故称棘细胞。刚刚离开基底层的棘细胞仍有分裂功能，可参与表皮损伤后的修复。接近颗粒层的棘细胞则逐渐变为扁平状，核亦变小，核质浓缩，张力微丝增多呈束状。电镜观察，棘细胞内可见椭圆形被膜颗粒（membrane coating granule），亦称角质小体。

3. 颗粒层（stratum granulosum） 一般为2～4层扁平状细胞。胞核固缩并开始解体，胞浆中含许多大小不等、形状不规则的强嗜碱性透明角质颗粒（keratohyaline granule），由核糖核蛋白聚合而成，沉积于张力微丝束内及其周围。在颗粒层中同样也有被膜颗粒，随着细胞的上移，他们逐渐分布到细胞周围，最后排出到细胞间隙及颗粒层和角质层间。被膜颗粒中的脂质成分与角质层的屏障功能有关。

4. 透明层（stratum lucidum）　细胞扁平无核，是角质层的前期，仅见于掌跖部。HE染色仅见一薄层均质嗜酸性带，有强折光性，故名透明层。细胞界限不清，但紧密相连，具有防止水、电解质与化学物质通过的屏障作用。

5. 角质层（stratum corneum）　表皮的最外层，由5~15层扁平无核的细胞组成。在掌跖面较厚，可达40~50层。角质细胞（corneocyte）结构模糊，含水约15%，没有细胞核或其他的细胞结构，细胞中充满了角蛋白（keratin）和无定形基质组成的复合物。角质细胞之间没有桥粒连接，但它的排列非常有特点，紧密结合成垂直细胞柱（cell column），镶嵌平行排列组成板层状结构，呈叠瓦状，非常坚韧，此外在角质层细胞周围包绕着丰富的脂质。因此角质层对物理、化学及微生物均有防护作用，构成人体很重要的保护层。角质层细胞在日常生活中不断地受到摩擦，变成不易察觉的鳞屑而脱落。同时又有新的细胞从基底层产生。

（二）黑素细胞（melanocyte）

黑素细胞是合成和分泌黑素的树枝状细胞，起源于神经嵴，约胚胎期50天移行到表皮基底层与毛基质等处。HE染色胞浆透明，核较小嗜碱性深染，无桥粒结构。用银染色及DOPA染色可见其胞浆及树枝状突中含有黑素颗粒。黑素细胞位于表皮基底细胞层，在正常皮肤中数目稳定，比例为4~10个基底细胞有一个黑素细胞。每个黑素细胞和其相邻的约36个角质形成细胞组成表皮黑素单位，向它们输送黑素体，称为表皮黑素单元。角质形成细胞吞噬经黑素细胞树突输送来的黑素，这些黑素颗粒像伞一样覆盖在角质形成细胞的细胞核上，保护其免受紫外线的损伤。随着表皮细胞的上移，黑素颗粒逐渐被溶酶体的酶所分解，并随角质层细胞而脱落，完成黑素代谢的过程。

黑素细胞的数目随身体不同部位而异，在日光暴露部位如面部及腋窝、外生殖器部位数目较多。暴露于紫外线后，会促进黑素的形成和运输，产生晒斑。黑素细胞的数目随年龄增长而减少。老年人毛基质中色素细胞减少，致头发变白。

脑下垂体分泌的促黑素细胞素（MSH）、雌激素、人前列腺素 E_1、E_2 及紫外线照射均可以促使色素增加。

（三）郎格罕细胞

郎格罕细胞来源于骨髓，属单核－巨噬细胞系统。位于表皮的中部，细胞形态呈树枝状，约有12个树枝样的突起伸向邻近表皮的角质形成细胞之间，上可以到达颗粒层，下可以至表皮和真皮交界的部位。HE染色切片中呈透明细胞，用氯化金染色呈树枝状细胞，无桥粒。电镜下见胞核呈分叶状，胞浆中有杵状或网球拍状郎格罕颗粒（Langerhan's granule），亦称Birbeck颗粒，可能是吞噬抗原时胞膜内陷形成。郎格罕细胞能够吞噬、处理和呈递抗原。因此与过敏性皮炎的发生有密切关系，它还参加同种异体移植时的排异反应，有控制皮肤肿瘤的发生及调控表皮细胞的分化作用。

（四）默克尔细胞（Merkel cell）

默克尔细胞位于基底细胞间，可能来源于外胚叶的神经嵴细胞，有绒毛状胞浆突；电镜下见胞内含有神经内分泌颗粒，由此目前认为该细胞是一种皮肤神经内分泌细胞，与感觉神经纤维构成细胞轴突复合体，是一种触觉感受器。在成人的指尖最多见，其次是唇、齿龈和甲床。它是触觉感受器，起着缓慢适应外力影响的作用，与纤细的无髓神经有关。

（五）未定类细胞（indeterminate cell）

未定类细胞位于基底层，来源与功能未定。因其一般结构与郎格罕细胞相似，并具有相同的表面标记，但缺乏郎格罕颗粒，目前认为其可能是未成熟的郎格罕细胞。

表皮与真皮的交界处呈波浪状，由表皮伸入真皮的表皮脚与真皮突入表皮的乳头相互镶嵌而组成。用PAS染色，表皮与真皮之间有0.5～1μm厚的红染带，称基底膜带（basement membrane zone），亦称表皮真皮连接处（dermo-epidermal junction）。电镜下，基底膜带由基底层角质形成细胞的细胞膜、透明板（lamina lucida）、致密板（lamina densa）和致密板下带（sublamine densa zone）构成，是连接表皮与真皮的重要结构。

二、真皮（dermis）

真皮来源于中胚层，厚约1～5mm。主要由成纤维细胞及其产生的胶原纤维、弹力纤维、基质组成，还有血管、淋巴管、神经、皮肤附属器及其他细胞成分。真皮中大量的胶原纤维和弹力纤维交织在一起，埋于基质之中。由内向外分为网状层和乳头层两层，前者较厚，后者较薄，但两者没有明显的界限。真皮组织坚韧而具有弹性，可以保护下方的组织免受机械性伤害，维持内外环境的稳定，增强表皮的屏障功能。同时基质中的透明质酸等是非常好的保湿成分，能够吸收相当多的水分。真皮还对血管系统起支架作用，协助调节体温，并与皮肤神经一起，发挥感觉作用。

（一）胶原纤维（collagen fibers）

由Ⅰ型和Ⅲ型胶原蛋白构成，直径约2～15μm，多呈束状，是真皮纤维中的主要成分，约占95%。乳头层的胶原纤维较细，无一定走行方向；网状层胶原纤维变粗，集成粗束，与皮肤表面平行交织成网。胶原纤维耐拉力，赋予皮肤张力和韧性。

（二）网状纤维（reticular fibers）

是幼稚的胶原纤维，直径约0.2～1.5μm。可见于表皮下、毛囊、汗腺、皮脂腺和毛细血管周围，创伤愈合中或肉芽肿处可大量增生。

（三）弹力纤维（elastic fibers）

呈波浪形，由无定形弹力蛋白与微原纤维构成，直径约1～3μm，呈细束，多与胶原纤维交织缠绕在一起，并环绕于皮肤附属器与神经末梢周围。乳头层的弹力纤维与表皮呈垂直走向。弹力纤维可使胶原纤维束经牵拉后恢复原状而赋予皮肤弹性。

（四）基质（ground substance）

是一种无定形均质状物质，由透明质酸及硫酸软骨素等黏多糖和蛋白组成的复合物-蛋白多糖，充填于纤维及纤维束间隙和细胞间，具亲水性，是各种水溶性物质与电解质等交换代谢的场所。幼年时基质成分较多，年老时含量和成分发生变化。

（五）细胞成分

主要是成纤维细胞（fibroblast），能产生胶原纤维、弹力纤维、网状纤维和基质。此外有肥大细胞、组织细胞、淋巴细胞、噬黑素细胞和其他白细胞。

三、皮下组织（subcutaneous tissue）

皮下组织又称皮下脂肪层，来源于中胚层，由疏松结缔组织和脂肪小叶构成。其间含有血管、淋巴管、神经和汗腺、毛囊等。皮下组织的厚度随所在部位、性别、年龄、营养而异,并受内分泌调节。主要功能是热的绝缘体、能量储备、缓冲外力冲击,并参与脂肪代谢,适量的皮下脂肪组织对于皮肤的外观也非常重要。

(一) 皮肤附属器

1. 毛发 全身皮肤几乎都有毛发。毛发分为终毛和毳毛两种,终毛又分为长毛和短毛。长毛包括头发、胡须、腋毛和阴毛;短毛包括眉毛、睫毛、鼻毛和耳毛等。毳毛主要见于面部、四肢和躯干,质地软,颜色淡。长毛与短毛的横切面分三层:中心为髓质,是角化不全性多角形细胞;其外为毛皮质,是毛的主体,由数层角化了的扁平状细胞组成,细胞长轴与毛干平行,无核,胞浆中充满角蛋白丝和黑素颗粒;最外为毛小皮,是角化了的梭形细胞。毛发的颜色与皮质和髓质中黑素的含量有关。不同人种毛发的横断面形状不一,黄种人多呈圆形;白种人多呈卵圆形;黑种人为椭圆形或肾形。

毛发是由毛干和毛囊两部分组成。毛干是表皮向外生长的特殊部分,由角质形成细胞构成,主要成分是角蛋白。毛囊分为三部分,皮脂腺导管开口以上的为毛囊漏斗部,与表皮相连接;皮脂腺导管开口至立毛肌附着部位之间是毛囊峡部;下方是毛囊下部。

毛发的生长呈周期性:生长期、退行期、休止期。不同部位的毛发由于生长期的长短不同,毛发的长短也不同。如头发每日平均生长约 0.37mm,生长期 3~4 年,退行期 2~3 周,休止期 3~4 个月,所以平均可长至 50~60cm,然后脱落,再长新发。短毛的生长周期与头发不同,如眉毛生长期仅 2~6 个月,故眉毛较短。头发的密度个体之间有比较大的差异,平均每个人头皮有 100,000 个毛囊,多的可以达到 150,000 个。正常人每日脱发的数目在 50~100 根,同时还有等量的头发再生。

毛发周期性生长的调控机制尚不清楚,可能与遗传因素及健康、营养、气候、激素等因素有关,如雄激素可促进胡须、腋毛、阴毛的生长。

2. 皮脂腺 (sebaceous glands) 皮脂腺是一种全浆分泌腺,合成和分泌皮脂。除掌跖外遍布全身,但以头皮、面部、胸背部较密集(约 400~900 个/cm^2,其他部位 100 个/cm^2),称脂溢区。皮脂腺多位于真皮毛囊与立毛肌的夹角内,开口于毛囊。但在唇红、乳晕、阴蒂、小阴唇、包皮内板、龟头等处,皮脂腺直接开口于皮肤表面。皮脂腺腺体呈分叶状,由多层细胞构成,外围一薄层基底膜和结缔组织。成熟的腺细胞内含有较大的脂肪滴,核固缩或消失。腺细胞破碎后释放出脂肪滴,与细胞碎片组成皮脂,经过其在毛囊上 1/3 处的导管开口进入毛囊,再由毛囊排至皮肤表面。独立存在的皮脂腺则经单独的导管开口,将皮脂排至皮面。皮脂内 50% 是甘油三酯和甘油二酯,其次是胆固醇、蜡酯及鲨烯。皮脂的分泌受雄性激素和肾上腺皮质激素的影响,其具有润滑皮肤和毛发的功能。胎儿时由于受母体雄性激素的影响,可有皮脂分泌,称胎脂。

3. 小汗腺 (eccrine glands) 小汗腺合成和分泌汗液。人体约有 300 万~500 万个小汗腺,除口唇、龟头、包皮内面和阴蒂以外,几乎遍布全身。不同的部位,其密度不同,以掌跖部位最大,其次是面额部和躯干。一般四肢的伸侧比屈侧少,下肢比上肢少。小汗腺腺体位于真皮深层及皮下组织,由单层细胞排列成管状,盘绕如球形,外有肌上皮细胞及较厚基底膜。腺体分泌细胞有两种,即明细胞 (clear cells) 和暗细胞 (dark cells)。前者稍大,主要分泌水分及一些电解质和少量糖原。暗细胞较小,分泌黏蛋白。小汗腺导管由两层立方形细胞构成,呈螺旋状上升开口于皮嵴,汗液即由此排至皮面。汗液无色、无味、低渗,99% 为水分,其余为溶质,如钠、钾、氯化物、尿素等。小汗腺的分泌细胞受胆碱能交感神经支配,肌上皮细胞受肾上腺素能交感神经支配。小汗腺的活动还可以由于热刺激、情绪变化和味觉的影响而变化。排汗可调节体温，有助机体代谢产物的排泄。

4. 大汗腺（apocrine glands） 大汗腺又称顶泌汗腺，合成与分泌乳样液。大汗腺在人类已经退化，仅分布在鼻翼、腋窝、脐窝、腹股沟、包皮、阴囊、小阴唇、会阴、肛门及生殖器周围等处。大汗腺在青春期时分泌部分才发育完善，开始发挥功能。因此在女性发育得较早，月经及妊娠期时分泌亦较旺盛。大汗腺腺体位于皮下组织，约为小汗腺腺体的10倍，由一层立方形或柱形细胞排列成管状，盘绕成团，外有肌上皮细胞及较厚的基底膜。大汗腺导管由两层细胞组成，呈螺旋状上升开口于毛囊内皮脂腺开口之上部。无毛处大汗腺则开口于皮面，如外生殖器处。大汗腺分泌一种无菌无味的乳样液，除水分外，含有蛋白质、糖类和脂肪酸，在皮肤表面被细菌分解后可产生臭味。有些遗传性臭汗症患者，其大汗腺分泌液具有一种特殊臭味，俗称狐臭。

5. 甲（nail） 位于指（趾）末端伸侧，是由致密而坚实的角蛋白所组成，扁平而有弹性，呈半透明状，有一定的弧度。露出部分称甲板（nail plate）；近端半月形淡白色区称甲半月（nail lunula）；甲板近侧和两侧的皮肤皱襞称后甲襞（posterior nail fold）和侧甲襞（lateral nail fold）；后甲襞覆盖的部分称甲根（nail root）；甲板下组织是甲床（nail bed）；甲根后下部组织是甲母（nail matrix），是甲的生长区。甲的生长是终身不停的，但生长速度因人而异，平均每周生长 0.5～1.2mm，因此一个指甲从基质长到游离缘平均需要 5.5 个月，而趾甲比指甲的生长速度慢 1/3～1/2，所以趾甲需要 7～8.5 个月才可以完成更新。青年人甲的生长速度比老年人快，在老年人，甲还逐渐增厚。

（二）皮肤的血管、淋巴管、肌肉及神经

1. 血管（blood vessels） 皮下组织中有较大的血管丛，分支供给该层各种组织的营养。分支进入真皮的血管分深浅两层血管丛，其深层的血管丛分支供给各腺体、毛囊等的营养；进入乳头层的浅血管丛，形成襻状毛细血管进入每个真皮乳头，表皮的营养物质由此供给。

在指（趾）、甲床、耳廓及鼻尖部，真皮深层有许多特别形式的动静脉短路吻合体，称血管球（glomus body）。外界温度明显变化或交感神经支配下，球体可扩张或收缩，以调控血流量，从而调节体温。

2. 淋巴管（lymph vessels） 真皮与皮下组织中含有淋巴管网，并与血管丛伴行。毛细淋巴管的盲端起源于真皮乳头内，向下逐渐汇集成真皮浅层及深层淋巴管网，进入皮下组织后形成较大的淋巴管，并与所属淋巴结连接。皮肤淋巴系统具有辅助血循环及参与免疫的重要作用，如皮肤中的游走细胞、病理产物及细菌等均可进入淋巴管而达淋巴结，在淋巴结内被滤去或消灭。

3. 肌肉（muscles） 皮肤肌肉主要是平滑肌，如毛囊旁的立毛肌、阴囊肌膜、乳晕和血管壁平滑肌及腺体周围的肌上皮。面部表情肌为横纹肌。

4. 神经（nerves） 皮肤神经分感觉神经和运动神经两大类。皮肤上的感觉分五种，即触觉（touch）、痛觉（pain）、温觉（thermal）、冷觉（cold）、压觉（pressure）。表皮下部的麦斯纳小体（Meissner corpuscles）和默克尔感受器（Merckel）主要接受触觉；皮肤浅层及毛囊周围的游离神经末梢主要接受痛觉；卢菲尼小体（Ruffini corpuscles）主要接受温觉；克劳泽小体（Krause corpuscles）主要接受冷觉；环层小体（Vater-Pacini corpuscles）主要接受压觉。

近年的研究表明，皮肤神经纤维的粗细、有无髓鞘、传导速度和神经传导的性能有关。

如直径大于 10μm、有髓鞘、传导速度 30～60m/s 的神经纤维，对于震颤感、两点分辨感、立体感的传导较好；略细的、有髓鞘、传导速度 10～20m/s 的神经纤维，对于轻触觉、轻压觉、针刺痛、温度变化、自觉痒感传导较好。直径小于 5.5μm、无髓鞘、传导速度 1m/s 的神经纤维，对于烧灼样痛、不舒服的瘙痒感的传导有密切关系。

皮肤运动神经的一部分主要控制面部横纹肌，属随意性质。尚有一部分来自植物神经系统，主要控制腺体、血管、立毛肌等平滑肌的功能，可使腺体分泌、血管收缩、毛发竖立等，属不随意性质。

第二节 皮肤的生理功能

一、保护功能

皮肤构成人体的第一道防线，既能保护机体免受外界物理性、化学性和微生物等有害因素的伤害，又能防止体内营养物质、水分和电解质的丧失。角质层和透明层能阻抗一定量的电流，抵抗轻度酸碱刺激，防止微生物侵入；角蛋白和黑素体有折射和吸收紫外线的作用，使机体免受光线的损伤；成年人皮肤表面皮脂偏酸性（pH 值 4.5～7.0），可中和弱碱，并抑制细菌生长。

二、感觉功能

皮肤是人体主要的感觉器官之一，能接受外界各种刺激，通过神经传导和大脑皮质的分析，产生冷、热、触、压、痛、痒等感觉。还可以由不同感受器或神经末梢的共同感知，经大脑综合分析后产生多种微妙的复合感觉，如潮湿、干燥、平滑、粗糙、柔软、坚硬及形体觉、两点辨别觉、定位觉、图形觉等。

三、调节体温功能

皮肤是热的不良导体，在调节体温与保持体温恒定中起着重要作用。外界温度升高时，皮肤血管扩张，汗液分泌增多，以利散热；外界温度下降时，皮肤血管收缩，汗液减少，防止体内热量外散。皮下脂肪有隔热作用，可防止体内热量的散失和外部热量的传入。

四、分泌和排泄功能

皮肤分泌汗液可调节体温并有助于机体代谢产物的排出；皮脂腺分泌皮脂与汗液混合形成皮脂膜。有滋润皮肤和毛发的功能，并能防止水分蒸发和渗入，中和碱性物质，抑制细菌和真菌的繁殖，对人体具有重要保护功能。

五、吸收功能

皮肤具有吸收外界物质的能力。吸收途径是角质细胞、角质细胞间隙及毛囊、皮脂腺和汗腺导管，使被吸收物质进入皮内和皮下。吸收的能力与角质层厚度、角质层含水量、单位面积内皮肤附属器数量及药物的种类、剂型、浓度等有关。皮肤角质层薄，皮肤湿度高，脂溶性药物易被吸收。不同部位的皮肤吸收能力也有差别，如阴囊吸收能力强，其次是前额、股内侧、上臂屈侧等，吸收能力最差的部位是掌跖。

六、代谢功能

皮肤参与水、电解质、糖、蛋白质、脂类和维生素的代谢。皮肤内合成的蛋白质有纤维蛋白、非纤维蛋白和球蛋白,前者包括角蛋白、胶原蛋白和弹力蛋白,是角质形成细胞、毛发和甲的结构蛋白质,张力微丝是维持细胞内外张力的物质基础;非纤维蛋白多位于真皮基质,与黏多糖结合成黏蛋白;球蛋白是细胞内核蛋白的主要成分。这些蛋白质对表皮细胞的分裂和分化起重要作用,由于某些皮肤病引起大量鳞屑脱落可致丢失较多蛋白。皮肤内脂类的含量约占皮肤总重量的3.5%~6%,其中脂肪主要存在于皮下组织,为人体提供必要的能量;类脂包括磷脂、糖脂、胆固醇和固醇酯,主要位于表皮细胞和未成熟的皮脂腺细胞内,是构成生物膜的主要成分。表皮内7-脱氢胆固醇经紫外线照射后可合成活性维生素D,有防治软骨病的作用。磷脂对细胞膜的胶体状态和通透性有重要作用。

七、免疫功能

皮肤是重要的免疫器官,具有防御功能、自稳功能和免疫监视功能,构成皮肤免疫系统(skin immune system)。皮肤内免疫活性细胞主要有角质形成细胞、郎格罕细胞、淋巴细胞、巨噬细胞、肥大细胞、白细胞与内皮细胞等。角质形成细胞能分泌多种细胞因子,如白介素(IL)1,6,7,8等,参与皮肤免疫功能的调节,趋化和激活白细胞。郎格罕细胞表面有IgG受体、补体C_3b受体和IgE受体,能结合并处理抗原,将抗原信息传递给其他免疫活性细胞,启动免疫应答。

第二章 皮肤病的症状、检查及诊断

第一节 皮肤病的症状

皮肤位于人体表面，但和机体内部有着十分密切的联系。皮肤经常受到外界各种因素的刺激引起不同皮肤疾患，而且多数病变体征大多形之于外，看得见，摸得着，因此皮肤病很重视形态学的观察与描述。学习皮肤科除了需要了解病史、体格检查及有关实验室检查依据以外，询问病史时更侧重于接触史、过敏史等，临床检查时更注意望诊和触诊。在学习皮肤病之前首先要掌握皮肤的损害，也就是皮疹或皮损，是指可以看到或触到的皮肤及黏膜病变。也可以说是医生客观检查所见。认识和辨清皮肤损害，是正确诊断皮肤病的重要依据。皮肤损害分原发损害和继发损害两种。

一、原发损害（primary lesion）

原发损害是皮肤病自身病理过程中直接产生的损害。（图2-1）

（一）斑疹（macule）

是限局皮肤颜色的改变，损害与皮肤平行，既不高起，也不凹陷。直径＞3cm的斑疹称"斑片"，斑疹最常见的有以下3种：

红斑：是毛细血管扩张或增生充血所致。可分炎症性，如丹毒、日晒伤、皮炎等（图2-2）。也可是非炎症性的，如鲜红斑痣（图2-3）。

出血斑：是皮肤出血或红细胞外渗所致，压不褪色，鲜红或紫红色（图2-4）。

色素斑：分色素沉着斑和色素减退（或消失）斑，是由于皮肤中黑素增加或减少所致。色素沉着斑，如黄褐斑（图2-5）；色素减退斑，如白色糠疹；色素脱失斑，如白癜风（图2-6）。

（二）丘疹（papule）

为限局、实性、隆起于皮肤表面的损害，直径＜1.0cm。丘疹可有不同的颜色（皮肤色、红色、黄色、紫红色等）和形态（圆形、扁平、尖顶等）（图2-7），丘疹顶端有水疱的称"丘疱疹"。介于丘疹和斑疹之间，稍隆起皮肤的损害为斑丘疹（maculopapule）。

（三）风团（wheal）

是限局隆起皮肤的损害，大小不等，形态不一，消退较快，而不留痕迹，如荨麻疹（图2-8）。

（四）结节（nodule）

是限局、实性、深在的损害。一般位于真皮或皮下组织，常需触摸时方可查出，有时也可稍高出皮肤表面，如结节性红斑，结节也可因表皮细胞增生或代谢物沉积所致，如结节痒疹（图2-9）。

（五）水疱（vesicle）

为高出皮面、限局性、内含液体的损害。水疱直径＞0.5cm称"大疱"（图2-10）。

（六）脓疱（pustule）

与水疱相似，但含有脓液，也可由水疱感染后形成（图2-11）。

（七）囊肿 (cyst)

是含有液体或半固体及细胞成分的损害。部位深浅不一，触之有囊性感，如皮脂腺囊肿（图2-12）。

（八）肿瘤 (tumor)

是非炎性细胞增生所致，大小、形态、颜色、软硬度不同，病变性质不同分良性肿瘤（图2-13）和恶性肿瘤（图2-14）。

二、继发损害 (secondary lesion)

可由原发损害转变而来，也可由于治疗或搔抓引起（图2-15）。

（一）鳞屑 (scale)

是死亡的角质层细胞脱落所致（图2-16）。大小、薄厚不一，可呈银白色片状，如银屑病；也可为糠秕状，如花斑癣。

（二）结痂 (crust)

为浆液、脓液、药物、脱落组织等干涸而成。由于成分不同，痂的颜色不同，如有血痂、黄痂等（图2-17）。

（三）糜烂 (erosion)

是表皮或黏膜剥脱缺损露出的潮湿面。糜烂愈合较快并愈后不留瘢痕（图2-18）。

（四）溃疡 (ulcer)

皮肤或黏膜缺损深达真皮以下，愈后留有瘢痕（图2-19）。

（五）浸渍 (maceration)

由于皮肤长时间浸水，角质层吸水过多使皮肤浸软变白（图2-20）。

（六）表皮剥脱 (excoriation)

又称抓痕，搔抓后表皮浅在缺损，愈后不留瘢痕。（图2-21）。

（七）皲裂 (fissure)

指皮肤表面出现深浅不一的裂隙（图2-22）。

（八）瘢痕 (scar)

是真皮或皮下组织缺损或破坏后，由新生结缔组织修复而成，常见有瘢痕体质者（图2-23）。

（九）苔藓化 (lichenification)

指局部皮肤浸润肥厚、表面粗糙、色深、皮沟加深、皮脊隆起，似老树皮样，如慢性湿疹皮炎等（图2-24）。

（十）萎缩 (atrophy)

可发生表皮、真皮或皮下组织。表皮萎缩表现为表皮变薄，其下血管清晰，有时似香烟纸样。真皮萎缩表现为皮肤凹陷（图2-25）。

第二节　皮肤科常用检查方法

一、皮肤组织病理检查 (skin histopathologic examination)

临床上皮肤病多种多样，大多数通过临床表现就能诊断，但有的需要借助于组织病理检查进一步明确诊断或排除某些皮肤肿瘤的可能。

方法：在局麻下取小块皮肤病变经过一系列处理、切片、常规 HE 染色后在显微镜下观察各层结构和细胞变化。

二、真菌学检查（fungus examination）

对怀疑有真菌感染的皮损，可进行真菌涂片或组织培养。一般涂片在镜下只是筛选有否真菌菌丝或孢子，也就是常规的阳性或阴性报告，如果进一步鉴定菌种，需要真菌培养。

方法：取鳞屑、甲屑、断发、疱液、分泌物等置于载玻片上，加 1～2 滴 10％～20％氢氧化钾溶液，覆上盖玻片，用酒精灯微微加热，目的是加速溶解物质，然后压紧盖玻片，用棉棒吸去多余溶液，然后在显微镜下检查菌丝或孢子。

用此法还可检查蠕虫和疥虫。

三、免疫荧光检查（immunofluorescent examination）

主要用于结缔组织病和大疱性皮肤病。方法：

1. 直接法　用于检查患者皮肤组织中有否免疫球蛋白或补体的沉积。取病变组织冰冻切片后，用荧光素标记的抗体直接滴于待测标本上，若与抗原发生特异结合，则呈现荧光。

2. 间接法　用以检测患者血清中是否存在某种特异性抗体或自身抗体。

四、皮肤斑贴试验（skin patch test）

用于发现和确定引起接触性皮炎的致敏原。方法：

1. 常规选择上背部脊柱两侧正常皮肤。
2. 首先揭去斑试器的纸，将斑试抗原按顺序挤入斑试器的铝制小碟内，再将加有抗原的斑试器胶带贴于上背部脊柱两侧皮肤（图 2-26）。
3. 试验后 48 小时揭去试验物，于 48、72 小时各观察一次，结果判断如下（图 2-27）。
（－）阴性反应：斑贴部位无反应。
（±）可疑反应：仅有轻微红斑。
（＋）阳性反应：红斑、浸润、可能有小丘疹。
（＋＋）强阳性反应：红斑、浸润、丘疹、水疱。
（＋＋＋）极强阳性反应：红肿并有大疱及糜烂。

注意事项

1. 受试物质应纯，浓度精确。
2. 试验期间不洗澡。
3. 试验前和受试期间不要服用抗组胺类和皮质类固醇激素类药物。
4. 试验期间，若斑贴部位痒或刺激，应及时去除受试物。

五、滤过紫外线检查（wood light）

需在暗室中进行。用于鉴别头癣。

六、皮肤划痕试验

用一钝器划皮肤，沿划痕部位出现风团（图 2-28），是人工性荨麻疹特有的损害。

第三节 皮肤病的诊断

皮肤病的诊断步骤与其他科一样,包括病史、体格检查及必要的实验室检查进行综合分析。由于同样的临床表现可由不同原因引起,而且同样的发病因素可产生差别很大的临床表现。但是皮肤病的很大优势是皮肤较其他器官更直观,皮疹即能看到又能摸到。并且有些检查对于诊断起决定性作用。

一、病史

应包括患者年龄、性别、职业、籍贯、婚姻、发病时间、发病过程、对原治疗反应如何及必要时要了解既往史和家族史等都要进行全面、详细的了解。

（一）主诉

患者就诊时主要症状、病变部位和时间。

（二）现病史

此次发病的可能原因、发展和治疗经过等。对怀疑过敏性疾患须详细问问用药史、食物、接触因素等,对传染性皮肤病须询问流行病史。

（三）既往史

过去有无患类似的疾病,有无食物、药物等过敏史。

（四）个人史

患者的生活习惯、饮食嗜好、工作环境与发病关系、精神情绪变化,必要时女性患者的月经、妊娠生育情况及对性病患者要了解性接触和配偶情况。

（五）家族史

家族中有无类似的疾病,怀疑遗传或传染性疾病,要问有关情况等。

二、体格检查

人是一个整体,皮肤病往往与全身疾病有一定联系,在检查皮肤病时要有整体观念,必要时做全身及有关的实验室检查。但是皮肤病与其他病又有所不同,侧重于视诊和触诊。

（一）视诊要点

检查首先要有好的光线,最好是自然光。皮损要充分暴露,除了皮肤外,必要时还要检查毛发、指（趾）甲及黏膜。①明确损害的性质：是原发疹还是继发疹,是单一损害还是多种损害。②皮疹的分布：是全身性还是限局性,是单侧还是对称性,是带状还是按皮区分布等。同时注意皮损的边缘是清楚还是模糊。③皮疹的图形、数目：皮损是圆形、椭圆形、多角形、环状、网状还是不规则形等。皮疹的大小可用直径或物体来比喻。④皮疹的颜色：是正常皮肤色,还是红、褐、黄、黑、白等。

（二）触诊要点

多数皮疹经过视诊就能心中有数,但有的损害必须要摸一摸,注意温度、硬度、是否凹陷及皮损与周围组织的关系等等。

第三章 皮肤的卫生、保健及预防

第一节 皮肤清洁与卫生

一、保持皮肤清洁卫生的意义

皮肤包裹着全身,位于机体的表面,每时每刻受到外界各种因素的侵扰,如有害微生物的入侵及物理化学刺激;人每天可排出汗液800～1200ml,20～40g皮脂在滋润皮肤和毛发的同时,也黏附灰尘,给细菌、真菌等微生物提供孳生环境;皮肤表面有许多沟纹及皱褶容易藏污纳垢;每天使用的化妆品和环境污染等也人为地增加皮肤表面负担。清除上述物质,防止病原体和化学物质由毛囊和汗腺开口处进入体内,避免鳞屑、皮脂、汗液及灰尘堵住毛囊口。这对于维护皮肤的健康结构和良好的生理功能非常重要,并可推迟皮肤衰老及防止皮肤病的发生。

二、常用的清洁用品和方法

(一) 水

水不仅有去垢、安抚和强健皮肤的作用,且有保持皮肤光泽和湿润的作用,故水有"美容"之功;应选用软水,如自来水、河水等。如用井水则需煮沸后再使用,使含有的钙、镁等物质沉淀而减少对皮肤的刺激。水温最好为30～38℃,冷水(8～20℃)去污力差,热水(不超过42℃)去污力强,但洗后常觉皮肤干燥不适。

每天洗脸2次,晨起、睡前各一次。洗发和洗浴根据情况每周2～7次,皮肤干燥者不宜勤洗。

(二) **皮肤清洁剂**

原则是帮助去除皮肤表面多余的皮脂和污物。

(三) **肥/香皂**

肥/香皂是最常用的个人清洁产品,可以去除皮肤表面的汗液、皮脂、细菌和尘埃等。但肥/香皂多数是碱性的,可以升高皮肤表面的pH值(正常为5～6)。试验表明使用碱性肥皂不但增加对皮肤刺激性,还有利于细菌的增殖。

(四) **表面活性剂**

不同于香皂,它不含皂基。由于可以加入一些弱的有机酸,可以使它的pH值接近正常皮肤。还可以加入一些柔肤或滋润的成分。在清洁的同时不破坏皮肤的生理结构,洗后不会使皮肤干燥。常用的有洁肤条/块、洁面乳、浴液等。

三、药浴

是用含药的水溶液洗浴,对皮肤病可起到辅助治疗的作用;常用的有糠浴、硫磺浴、醋酸浴、高锰酸钾浴、淀粉浴及矿泉浴。

四、梳头及剪发

梳头是保护头发的关键，可除去鳞屑及灰尘，保持整洁美观，同时也促进头皮血液循环，有利于毛发的生长；但梳头不能用力过猛，梳齿不能太尖、太硬，以免损伤头皮。注意：梳子不要公用，以免传染皮肤病；避免逆向梳头，不要在头发潮湿时梳理，否则容易损伤毛小皮。

第二节　皮肤的保健

一、皮肤护理

皮肤护理除了清洁以外，适当地使用护肤品保持皮肤光泽湿润，促使皮肤进行正常新陈代谢也非常重要。人的皮肤有 3 种类型即油性皮肤、干性皮肤和中性皮肤。前两种皮肤都存在自身的问题，油性皮肤皮脂腺分泌功能旺盛，皮肤表面有油光，尤其是在鼻和前额部位，有油腻、不清洁的感觉，而且容易出现痤疮；干性皮肤屏障功能差，除了皮肤干燥、脱屑甚至皲裂，出现皲裂性湿疹，而且容易对护肤品过敏，并且容易受到环境中有害物质的入侵。因此配合适当的护肤品能解决上述问题，保持皮肤健康，避免出现皮肤病。

（一）保湿产品

皮肤有很强的屏障功能，既能防止外界的水分随便进入人体，又能防止体内营养物质、水分和电解质的丧失。但在某些情况下或某些皮肤类型，皮肤的屏障功能受损，皮肤尤其是角质层的含水量下降，当角质层的含水量小于 10%，皮肤会出现干燥、脱屑甚至皲裂。因此保湿护肤品非常必要。尤其是在寒冷干燥的环境中和干性皮肤的人。

保湿剂根据作用机制不同可以分为三类：湿润剂能以吸收大量的水分或帮助其他物质保持水分的物质，如甘油、丙烯、乙二醇、尿素、α-羟酸（果酸）、丙二醇、蜂蜜、乳酸钠；润滑剂是能使皮肤软化光滑的物质，也可以防止水分通过表皮丢失，代表为矿物油、羊毛脂、脂肪酸、十六醇和硬脂醇；封包剂在皮肤表面形成一层薄膜阻止水分通过表皮蒸发，如凡士林油，但很黏稠，使用后比较油腻，而且容易导致粉刺，不适合油性皮肤使用。目前的保湿产品往往是同时有 1~2 种保湿剂，可以根据皮肤类型选择。

（二）收缩水/剃须水

可以去除用洗面乳清洁后仍残留的皮脂，部分有角质溶解和使皮肤变干的作用，同时可以使毛囊导管开口收缩，减少皮脂的排出，适用于油性皮肤。

（三）防晒霜

目前防晒霜根据作用机理分两种：物理防晒和化学防晒。其中物理防晒霜的优点是非常稳定，不会刺激皮肤，也不进入皮肤，因此不会导致皮肤过敏。这是现在多数防晒霜的主要成分，这种防晒霜对于中波紫外线（UVB）的效果更好。缺点是如果加工工艺差会有"白色面具"效果。化学防晒霜的优点是容易涂抹均匀，效果自然。缺点部分人对此类产品过敏，应慎重选择。现在多数的防晒霜是同时拥有物理防晒和化学防晒的成分，这样可以增强其防晒的效果，增大防晒的光谱范围。

防晒霜的作用是防护紫外线，避免晒伤、晒黑以及皮肤老化。紫外线中的长波紫外线（UVA）和 UVB 同样需要防护。SPF 值是美国 FDA 规定的评价防晒霜的标准值，它是指用同样强度的光线照射皮肤，用防晒霜后和不用防晒霜相比皮肤出现最小可见红斑的时间的比值。比如使用前是15分钟，使用后变为2小时，则SPF值＝120/15＝8。防护UVA的能力一般用PA的字样来表示。因此在选择防晒霜的时候要选择广谱的防晒霜，既要重视SPF值也要有相应的PA值。防晒霜的要求用量是$2ml/cm^2$，而实际用量只有1/3～1/2，因此应该重复使用。

早上10点到下午2点之间紫外线的能量最强，UVB的强度很大，非常容易晒伤皮肤，因此尽量避免这段时间外出。如果外出，应该准备伞和帽子等物理遮盖性的东西来抵御部分阳光，并且配合使用合适的防晒霜，而且应该在外出前至少20分钟使用防晒霜，因为防晒霜发挥防晒作用需要一定的时间。

（四）粉底、彩妆

粉底、彩妆有改善肤色美化容貌的作用；其中的高岭土、皂土、淀粉、合成的多聚体颗粒、尼龙粉末等能吸取多余的油分；有些粉底液还有防晒功能的，在保持妆容自然的同时，又能使肌肤免受被晒黑之苦。但如果选择不合适会堵塞毛孔，导致粉刺，因此要注意选择标明"不导致粉刺"字样的粉底和彩妆。

二、皮肤的锻炼

（一）锻炼

合理的体育锻炼，不仅可提高全身的健康水平，也是保持皮肤健康的重要措施。每次运动后应当用湿毛巾擦身或温水冲洗，清除汗液及灰尘。

（二）水浴

水浴包括冷水浴、热水浴、冷热交替浴、蒸气浴、药浴等。其中冷水浴可使皮肤血管先收缩而后扩张，从而锻炼皮肤的血液循环，增强抗寒能力，方法是早操后用冷水擦身或淋浴，先从手臂和颈部，以后胸腹、下肢，时间从每次数秒钟到数分钟，最后用力擦干，使皮肤红润，全身温暖舒适为止。

（三）空气浴

新鲜的空气对人的健康极为有利，皮肤暴露在空气中直接吸收的氧气占全身需氧量的2.5%，同时呼出3%的废气，其中每天呼出的二氧化碳为7～9g。竹林和草坪被称为天然氧吧，是空气浴的好地方。

（四）按摩

按摩能加快血液循环，使皮肤温度升高、代谢旺盛，按摩后皮肤显得红润而有光泽，丰满而有弹性。对于推迟衰老、抗病防皱均有一定作用，皮肤的按摩方法很多可根据情况选用，但要注意手法，温柔地沿一定方向按摩，否则反而容易损伤皮肤。

三、皮肤的营养

皮肤的营养主要靠体内供应，从外界直接吸收的能力很小。皮肤对营养成分的需要是多方面的，如蛋白质、糖、脂肪、维生素、水、电解质及微量元素等，它们在皮肤保健中各有作用。

（一）蛋白质

主要来源于肉、鱼、蛋、奶及豆类食品中，是构成人体的主要成分，也是构成皮肤、毛发、甲的主要成分。长期缺乏蛋白质，可使人体消瘦、皮肤苍白、干燥、老化、弹性差、抵抗力减弱，易发生疾病，甚至出现低蛋白水肿。

（二）糖和脂肪

主要来源于谷物、豆类、花生及肉、蛋、奶中，摄入太多引起肥胖，缺乏时消瘦，皮肤弹性降低，失去光泽。

（三）维生素

皮肤需要多种维生素，如维生素 A、B、C、D、E 等，这些主要从新鲜蔬菜和水果中获得，缺乏时可引起皮肤黏膜多种改变，如皮肤干燥、粗糙、皲裂、过早老化、色素改变、弹性降低等。

（四）水和电解质

皮肤必须含有充足的水分和电解质，方能保持柔润、细腻，进行正常的代谢。水少时皮肤干裂，应适当补充，饮水是最好的办法，每天要求摄入 1500ml 的水。

（五）微量元素

人的细胞生长需要 20 多种元素，其中含量不足 0.005％者称为微量元素，如锌、铜、硒、锰等，它们主要参加酶系统的代谢。肉、蛋、奶、小米、黄豆、萝卜、白菜中含有大量的锌。肝、肾、心、脑、肉类、芝麻、黄豆、菠菜中含铜较多。缺乏时可影响皮肤的健康及多种疾病。

第三节 不同年龄组皮肤的特点及其护理

皮肤的生理功能和组织结构在不同的年龄各有其自身发展的特点。因此，维护皮肤的健康亦应注意这些不同的特点。

一、婴幼儿期皮肤的特点及其护理

胎儿在离开母体时皮肤比较柔嫩，体表被覆一层起一定保护作用的胎脂，表皮各层结构均较薄，胶原纤维和弹力纤维不发达，真皮乳头较平直，乳头内血管袢较易受刺激而扩张、充血，由于角质层较薄故较易吸收外界物质。由于受胎盘内分泌激素的影响，致使皮脂腺分泌比较活跃。月龄超过 3 个月，皮脂分泌急剧下降，随着年龄增长，活动量增大，小汗腺分泌渐渐增加。由于这些生理特性，常使婴儿皮肤出现一些小片状暂时性红斑，面部可出现与毛囊一致的红色或白色丘疹等。对此只需注意保护，不久可自行消退，切忌滥施药物及用药皂洗浴而导致皮肤的损伤。小儿皮肤护理的关键在于清洁和保护，清除污尘，保持适度润泽，对维护皮肤健康十分重要。

既往认为婴儿娩出过程中易被污染，故常用肥皂洗净皮脂，以为胎脂洗得越干净越卫生。实际上，新生儿期表皮角质层较薄，胎脂的存在可起一定的天然保护作用，数日后胎脂干涸则以糠秕样鳞屑形式脱落。若强行以肥皂或其他清洁剂洗脱，反使胎脂的保护作用过早消失，而且清洁过程中机械性刺激和碱性肥皂刺激可损伤皮肤，更易增加感染机会。因此在分娩期间一般以温生理盐水冲净血迹后裹以细软棉布即可，大小便后亦以同法处理。对皱褶部位，宜用棉球或软布吸干后撒上少许滑石粉以保持干燥，切忌用力擦拭或使用带药物的扑粉。1 周后可开始用温水洗浴。由于 3 个月以内的婴儿皮脂分泌多，故应每日洗浴，以洗除部分皮脂及污尘，但仍应避免使用肥皂，勿强求"清洁"。即使年龄稍长，用肥皂清洗时，每次亦应尽量将其冲净为好。

小儿皮肤薄嫩，易受损伤，但对外伤的修复功能却比老人强5倍。对外界温度的变化反应敏感，暴露时散热多，外用药物容易吸收，因此常会过量中毒。小儿会阴、臂部及股部易出汗，再加尿、粪的刺激常可引起病变。

二、3岁后到青春期前皮肤的特点及其护理

3～10岁小儿表皮脂质含量较低，颊部角质层含水量也较低，皮肤干燥瘙痒，易患干燥型湿疹。此期以润泽和保护皮肤为主，可外涂保湿霜。青春期前开始皮脂逐渐增多，开始出现粉刺，此阶段皮肤护理重点是消除过多脂质、预防粉刺。随着年龄增长，活动量增加，皮肤中各种腺体，特别是小汗腺的分泌较活跃。由于户外活动量增加，皮肤受到各种外界刺激或损伤的机会增多。为了保持皮肤健康，应注意保持皮肤干燥和清洁，适当增加沐浴次数。注意修剪指甲，以免搔伤皮肤时引起化脓感染。

三、青春期皮肤的特点及其护理

在此期间皮肤发育已臻完善。由于性激素的影响，皮脂腺、顶泌汗腺、毛发等功能开始活跃，常出现皮脂增多、头屑增加。有些人误以为是不清洁而频繁洗涤，这样反而刺激产生更多的皮脂。同时往往忽视了保湿过程。正确的方法是温和地清洁皮肤，配合少量不含油脂的保湿产品。如已发生脂溢性皮炎或痤疮等病变，应给予适当的治疗。

四、老年期皮肤的特点及其护理

所谓老年期，从年龄角度看尚有多种不同意见。一般多以男性55周岁、女性50周岁为界，但实际上它与个体的体质状态、生活习惯和环境等多方面因素有关。老年期在皮肤形态学方面，有3个显著特点：①白发与秃发；②皮肤皱纹；③皮肤色斑。从组织学上看，皮肤各层细胞减少，弹性纤维萎缩。从功能角度看，各种腺体及细胞功能（包括代谢作用）均趋向低下。在免疫方面，多半血清抗体与细胞免疫功能均有降低，而自身抗体产生却有所增加。因此老年皮肤表现为角化明显增强，表皮粗糙、干燥，弹性减低，色素增加，感觉功能减退，因而易导致损伤，故应特别注意护理。应注意以下几方面：①清洁：在全身状态允许的情况下应鼓励洗浴和擦浴，但水温不宜过高，一般在41℃以内为宜，避免用碱性过强的肥皂。浴后用干浴巾按摩皮肤以改善皮肤微循环。趁皮肤仍湿润，擦少量保湿霜，以保持皮肤润泽；②由于老年人皮肤的屏障功能下降，含水量也下降，应该注意使用保湿霜，避免皮肤干裂。③剪修指（趾）甲：老年人甲体较厚而硬，以浴后变软时修剪为宜，注意保护周围的皮肤，避免造成损伤。④老年人皮肤变脆弱，表皮真皮之间的连接紧密度下降，应该避免用力摩擦和外伤。

第四节　皮肤病的预防

皮肤病的预防，尤其是传染性皮肤病的预防，必须遵循社会防治，群众防治和个人防治三条基本原则，同时又必须采取具体措施。

一、皮肤病的预防原则

我国古代就有"圣人不治已病治未病"的预防思想，解放以来，党和政府制定了许多防

病治病的国策，"预防为主"就是我国卫生工作的四大方针之一。对麻风病、头癣、性病等也先后制定过法规，各级地方政府又有实施办法，齐抓共管、综合治理，对这些病的防治起了很大的作用，取得不少成绩。

二、皮肤病的预防措施

（一）培训专业人员，加强健康教育

为了更好地防治皮肤病，建立健全各级防治机构，培训专业技术人员，引进先进技术，进行群众防治，加强宣传教育，普及防病知识，加强体育锻炼，提高个人防病能力，改善环境，减少疾病的发生。

（二）去除病因

1. 对感染性皮肤病：如性病、疥疮、脓皮病、真菌病、麻风等。要采取有效措施，去除病因，消灭传染源，做好隔离消毒工作，切断传染途径，保护易感人群，以控制其传染和流行。

2. 瘙痒性皮肤病：要努力寻找和去除病因，避免刺激性饮食，如辣椒、酒等。不要过度烫洗和搔抓，避免乱用刺激性药物。

3. 变态反应性皮肤病：要查找过敏原，避免再接触，禁止再用过敏药物，慎食鱼、虾等易过敏的食物，不用致敏性强的化妆品。

4. 职业性皮肤病：查找原因，了解个人素质，改进生产过程，改善劳动条件，注意个人卫生，加强劳动防护等。

5. 皮肤肿瘤：避免日光暴晒，禁止反复接触致癌物质，不吸烟，定期查体，早期发现，彻底治疗。

（三）加强个人防护

改善工作条件和生活环境，改正不良卫生习惯，学习防病知识，有病早发现，早诊断，早治疗，阻止病情发展和避免后遗症。洁身自好，加强自我保护意识，防止疾病侵袭。

（四）重视精神因素

医患合作，共同战胜疾病，患病之后，有的患者思想紧张、恐惧、忧郁，甚至悲观失望。有些皮肤病，如斑秃、神经性皮炎等，其发生和发展常与精神创伤有关，对此必须做细致的思想工作，进行心理输导，医患配合，才能更好地战胜疾病，争取早日康复。

第四章　皮肤病性病科门诊及病房护理管理

第一节　门诊管理

门诊管理包括分诊台工作和治疗室工作两部分。分诊台工作又包括普通就诊患者的分诊和专家门诊的分诊。

一、分诊台工作

分诊台应建立、健全工作制度，明确岗位责任。分诊台值班人员应提前到岗，做好开诊前准备工作，按时分诊。

（一）专家门诊的分诊

专家门诊是由教授、（主任医师）、副教授、（副主任医师）等临床医师接诊的门诊。

1. 专家门诊由本科负责排班，统一挂牌，挂号室挂号。
2. 专家门诊的时间一般不得随意变动，如因故有所改动，应提前通知挂号室。
3. 分诊台护士应维持门诊的秩序，使专家能在安静环境中为患者进行诊断和治疗。

（二）普通就诊患者的分诊

1. 分诊台护士应加强巡视，尽量安排老弱病残、婴幼儿及重症患者及时就诊。
2. 分诊台护士应巡查各诊室，保证物品齐备。
3. 分诊台护士应根据复诊患者的病情，尽量安排前次诊治的大夫接诊，需要时登记预约复诊时间。
4. 分诊台护士应保持各诊室环境清洁、整齐、明亮、通风，创造良好的就诊秩序。
5. 一般皮肤病患者可安排在大诊室就诊，有传染性皮肤病的患者则应安排在专门诊室就诊，或在隔离室及小房间就诊。

（三）健康教育

1. 分诊台护士应重视卫生宣教，了解本科常见病多发病临床症状及有关治疗，掌握皮肤性病科常见病的预防方法，协助医生解释有关疾病的预防知识。
2. 对慢性病患者应鼓励其树立战胜疾病的信心，坚持用药，配合医生治疗。
3. 护士还应根据患者具体情况，运用护理知识，给予患者起居、饮食、用药及健康等方面的护理指导，利用壁报、板报、电视等多种形式宣传皮肤性病知识及发病原因和防治措施。

二、门诊治疗室工作

1. 应保持治疗室整洁、布局合理，严格区分无菌区和非无菌区；清洁区与污染区有明显标志；操作中应严格执行无菌操作。
2. 无菌物品专柜放置，并标有灭菌日期；治疗室用物应摆放整齐，严格消毒；严格执行每日、每周消毒制度。

3. 门诊换药敷料用后应放入专用黄色垃圾袋中，统一回收进行焚烧处理，以防止交叉感染。
4. 室内空气应定期检测，每月进行一次空气培养，并保留检测和培养记录。
5. 严格执行各项医嘱。
6. 做好医疗护理及安全管理，治疗室应备好急救药品、物品及必要的抢救器械，并定期清点、检查。
7. 准确填报门诊量日报表。

第二节　病房管理及护理人员职责

一、病房管理

（一）病室管理
1. 保持病室整洁、安静、温馨，室温不宜过低，应在22～24摄氏度，并保持相对湿度在50%～60%。病室应光线充足，经常通风，并定期消毒。
2. 护理人员应尽可能为患者创造安静的环境，避免不必要的噪音，做到说话轻、走路轻、操作轻、开关门轻。
3. 病室布置应简单、整洁、美观，根据皮肤性病科患者的特点，如窗帘、床单、病号服等可设计符合患者需求的颜色。
4. 病房配有活动室，为患者提供电视、棋牌、书报架等供患者休闲娱乐。鼓励轻病患者室外活动。促进患者身心健康。
5. 由于淋浴、泡浴是皮肤病治疗手段之一，病区至少设有两个浴室，24小时供应热水。保持浴室清洁，每日清洁、消毒一次，浴盆应一用一消毒。
6. 建立和谐的护患关系，护士在履行职责时，应满足患者的身心需求，尊重患者的权利与人格；患者则应该尊重医护人员的职业，在治疗护理中与医护人员配合，达到良好疗效，早日康复。

（二）换药室管理
皮肤性病科病房的换药室是为患者提供换药空间，进行外用药物治疗的场所，具有其特殊性。
1. 室温应根据气候调节，在22～26摄氏度，必要时可加用取暖设备，以免换药时患者着凉。
2. 室内墙壁一侧装有镜子，房间配凳子或椅子数把，便于涂抹药物及观察皮损变化。
3. 室内设有药品柜，将每个患者的外用药分别放在弯盘中，写清床号、姓名，便于患者使用。
4. 每日对换药室清洁2次，紫外线空气消毒1次，每周大消毒1次，每月做空气培养1次，一旦细菌培养超过规定标准时，应重新消毒。
5. 保持换药室的宽敞、清洁、明亮、整齐。

二、护理人员职责

（一）主班护士职责
1. 掌握全病房患者的病情诊断、治疗和护理，负责交接班。

2. 认真、负责、及时、准确录入医嘱，并坚持核对。

3. 巡视病房，及时了解患者的病情变化、治疗效果、心理状态、生活需要，主动协助解决、及时向护士长、负责医生汇报。

4. 负责医护联系，研究工作中存在的问题，医嘱执行情况，提出治疗、护理改进意见。

5. 督促、检查各种标本收验情况。

6. 督促、检查岗位职责、护理记录，负责指导并协助各岗位护士的临床护理、技术操作。

7. 组织配合医生对危重患者的抢救工作。

8. 协助护士长做好病房管理工作，护士长不在时负责承担代理护士长工作。

（二）治疗班护士职责

1. 掌握本病房患者的病情、治疗，了解常用药物的性能、剂量、反应。及时准确的做好一切治疗前的准备（口服药、注射穿刺）工作，负责领取各种药品及消毒物品。

2. 密切配合主、副班工作，按时完成治疗任务，并协助医生进行各种穿刺。

3. 认真与主班护士处理医嘱，领取患者所需药品。

4. 紧密配合抢救，做到及时供应。

5. 负责治疗室清洁卫生，保持整洁。各种药品分类摆放，标志醒目（毒麻药应固定存放并上锁）。严格区分清洁区、污染区。每月做空气培养，保持清洁度。

6. 做好医用垃圾的分类、封口、贴标识，认真填写三联单。

7. 认真负责做好交接班，如出现药物、物品丢失或破损，应及时追查原因报告护士长。

（三）副班护士职责（护理班）

1. 负责病室管理，保持病室整洁舒适、安静，定时通风。

2. 做好患者出入院准备和处理，及时收集送检标本和卫生宣教。

3. 负责核对医嘱及绘制出病历首页体温、脉搏、呼吸曲线，填写出入量。

4. 配合医生对危重患者进行抢救，拟定重病护理计划。

5. 掌握本岗位患者的诊断、病情、治疗、饮食和护理。及时做好护理记录，遇有特殊情况及时向护士长、主管医生汇报。

6. 协助主班护士处理医嘱，认真、负责、细致地做好临床基础护理技术操作，及时、准确地进行治疗，包括即刻医嘱。并协助医生进行各种穿刺。

7. 根据病情需要，准确记录出入量。

（四）换药室护士职责

1. 全面负责病房患者的换药工作。

2. 每日遵医嘱更换、配制换药溶液，并协助患者做好湿敷和外用药物的发放。

3. 换药操作前后要洗手，必要时用含氯消毒液浸泡，严格执行无菌操作原则。

4. 对一般患者的换药应加强指导及协助；对重症及皮损面积大的患者，护士要认真做好外用药的治疗工作，并细心观察皮损变化、治疗效果、用药反应，及时与医生沟通。

5. 对特殊菌种，如铜绿假单胞菌、厌氧菌、结核菌等感染的伤口，应严格按照特殊菌种处理，对换药后的污染敷料，统一回收，进行焚烧。

6. 负责各种物理治疗，如皮科微波、光疗等，并加强对使用仪器的保养。

7. 负责清洁、保养、消毒换药室的物品及器械，做好各种物品的清点、请领工作。

8. 每日整理换药室，保持换药室的清洁、整齐。

3. 门诊换药敷料用后应放入专用黄色垃圾袋中,统一回收进行焚烧处理,以防止交叉感染。

4. 室内空气应定期检测,每月进行一次空气培养,并保留检测和培养记录。

5. 严格执行各项医嘱。

6. 做好医疗护理及安全管理,治疗室应备好急救药品、物品及必要的抢救器械,并定期清点、检查。

7. 准确填报门诊量日报表。

第二节 病房管理及护理人员职责

一、病房管理

(一)病室管理

1. 保持病室整洁、安静、温馨,室温不宜过低,应在22～24摄氏度,并保持相对湿度在50%～60%。病室应光线充足,经常通风,并定期消毒。

2. 护理人员应尽可能为患者创造安静的环境,避免不必要的噪音,做到说话轻、走路轻、操作轻、开关门轻。

3. 病室布置应简单、整洁、美观,根据皮肤性病科患者的特点,如窗帘、床单、病号服等可设计符合患者需求的颜色。

4. 病房配有活动室,为患者提供电视、棋牌、书报架等供患者休闲娱乐。鼓励轻病患者室外活动。促进患者身心健康。

5. 由于淋浴、泡浴是皮肤病治疗手段之一,病区至少设有两个浴室,24小时供应热水。保持浴室清洁,每日清洁、消毒一次,浴盆应一用一消毒。

6. 建立和谐的护患关系,护士在履行职责时,应满足患者的身心需求,尊重患者的权利与人格;患者则应该尊重医护人员的职业,在治疗护理中与医护人员配合,达到良好疗效,早日康复。

(二)换药室管理

皮肤性病科病房的换药室是为患者提供换药空间,进行外用药物治疗的场所,具有其特殊性。

1. 室温应根据气候调节,在22～26摄氏度,必要时可加用取暖设备,以免换药时患者着凉。

2. 室内墙壁一侧装有镜子,房间配凳子或椅子数把,便于涂抹药物及观察皮损变化。

3. 室内设有药品柜,将每个患者的外用药分别放在弯盘中,写清床号、姓名,便于患者使用。

4. 每日对换药室清洁2次,紫外线空气消毒1次,每周大消毒1次,每月做空气培养1次,一旦细菌培养超过规定标准时,应重新消毒。

5. 保持换药室的宽敞、清洁、明亮、整齐。

二、护理人员职责

(一)主班护士职责

1. 掌握全病房患者的病情诊断、治疗和护理,负责交接班。

2. 认真、负责、及时、准确录入医嘱，并坚持核对。

3. 巡视病房，及时了解患者的病情变化、治疗效果、心理状态、生活需要，主动协助解决、及时向护士长、负责医生汇报。

4. 负责医护联系，研究工作中存在的问题，医嘱执行情况，提出治疗、护理改进意见。

5. 督促、检查各种标本收验情况。

6. 督促、检查岗位职责、护理记录，负责指导并协助各岗位护士的临床护理、技术操作。

7. 组织配合医生对危重患者的抢救工作。

8. 协助护士长做好病房管理工作，护士长不在时负责承担代理护士长工作。

（二）治疗班护士职责

1. 掌握本病房患者的病情、治疗，了解常用药物的性能、剂量、反应。及时准确的做好一切治疗前的准备（口服药、注射穿刺）工作，负责领取各种药品及消毒物品。

2. 密切配合主、副班工作，按时完成治疗任务，并协助医生进行各种穿刺。

3. 认真与主班护士处理医嘱，领取患者所需药品。

4. 紧密配合抢救，做到及时供应。

5. 负责治疗室清洁卫生，保持整洁。各种药品分类摆放，标志醒目（毒麻药应固定存放并上锁）。严格区分清洁区、污染区。每月做空气培养，保持清洁度。

6. 做好医用垃圾的分类、封口、贴标识，认真填写三联单。

7. 认真负责做好交接班，如出现药物、物品丢失或破损，应及时追查原因报告护士长。

（三）副班护士职责（护理班）

1. 负责病室管理，保持病室整洁舒适、安静，定时通风。

2. 做好患者出入院准备和处理，及时收集送检标本和卫生宣教。

3. 负责核对医嘱及绘制出病历首页体温、脉搏、呼吸曲线，填写出入量。

4. 配合医生对危重患者进行抢救，拟定重病护理计划。

5. 掌握本岗位患者的诊断、病情、治疗、饮食和护理。及时做好护理记录，遇有特殊情况及时向护士长、主管医生汇报。

6. 协助主班护士处理医嘱，认真、负责、细致地做好临床基础护理技术操作，及时、准确地进行治疗，包括即刻医嘱。并协助医生进行各种穿刺。

7. 根据病情需要，准确记录出入量。

（四）换药室护士职责

1. 全面负责病房患者的换药工作。

2. 每日遵医嘱更换、配制换药溶液，并协助患者做好湿敷和外用药物的发放。

3. 换药操作前后要洗手，必要时用含氯消毒液浸泡，严格执行无菌操作原则。

4. 对一般患者的换药应加强指导及协助；对重症及皮损面积大的患者，护士要认真做好外用药的治疗工作，并细心观察皮损变化、治疗效果、用药反应，及时与医生沟通。

5. 对特殊菌种，如铜绿假单胞菌、厌氧菌、结核菌等感染的伤口，应严格按照特殊菌种处理，对换药后的污染敷料，统一回收，进行焚烧。

6. 负责各种物理治疗，如皮科微波、光疗等，并加强对使用仪器的保养。

7. 负责清洁、保养、消毒换药室的物品及器械，做好各种物品的清点、请领工作。

8. 每日整理换药室，保持换药室的清洁、整齐。

第五章 皮肤病性病患者的护理

第一节 常见护理问题

（一）瘙痒：是一种非常复杂的症状，多由变态反应引起，也可因生理功能紊乱或其他因素引起，可局限性，也可全身引发，轻重不一。

（二）疼痛：由皮肤炎症及皮肤完整性受损所致。

（三）知识缺乏：缺乏对皮肤病、性病专科知识的了解、认识。

（四）睡眠形态紊乱：因环境改变、皮疹瘙痒、皮损严重所致。

（五）皮肤完整性受损：由于皮肤病性病本身导致皮肤破溃。

（六）感染的危险：搔抓皮损或机体抵抗力下降、免疫机能低下所致。

（七）体温过高：常见炎症反应、皮损破溃感染，也可由某些系统疾病所致。

（八）口腔黏膜受损：口腔由于药物或某些疾病导致黏膜糜烂破溃。

（九）焦虑：有些皮肤病患者反复发作、加重，长时间不能得到有效控制，使患者对疾病预后担忧。

（十）营养失调：食物中缺少维生素，某些代谢障碍性疾病及皮损大量渗出；与口腔黏膜受损、进食困难有关。

（十一）恐惧：缺乏皮肤病专科知识、对某些疾病预后担忧。

（十二）潜在的并发症：大剂量皮质类固醇激素治疗引起的并发症。

（十三）社交孤立：健康状况的改变，适应环境能力改变，传染性皮肤病患者不愿意与他人交流。

（十四）自我形象的改变：由于面部、身体暴露部位皮疹所致。

（十五）性生活形态（态度）的改变：由于性病、传染性皮肤病的患者担心对方及家人被传染所致。

（十六）有传染的危险：疾病本身具有传染性。

（十七）活动无耐力、躯体移动障碍：由于重症药疹、关节型银屑病、皮肌炎等患者须卧床休息，活动受限所致。

（十八）便秘：与皮肌炎、肌无力等患者肛门括约肌收缩无力或卧床患者胃肠蠕动慢有关。

第二节 护理措施

一、一般患者护理

1. 准备好患者床单位，患者办理住院手续后，护理人员妥善安置患者，护士向患者作自我介绍，并介绍病室环境、规章制度及设施。感染性疾病与使用大量激素等免疫力低下的患者尽量不在同一病室，危重患者应安排单人房间或小病室。

2. 通知主管医生接诊患者，为患者测量体温、脉搏、呼吸、血压、体重等。

3. 填写住院病历和有关护理表格，执行医嘱，急诊患者必要时给予紧急护理措施。

4. 对患者的心理状态、生活习惯、健康状况、活动情况、皮损程度及范围进行评估，提供可行的护理措施。

5. 加强对患者住院期间的卫生宣教，并根据患者的病情及心理变化及时调整宣教内容，使患者正确认识疾病的发展过程，取得患者配合治疗。

6. 皮肤病患者有其特殊性，多数患者有不同程度皮损，影响形象，产生心理负担。护理人员不应歧视他们，要有同情心，不怕脏和累，精心护理，注意语言交流，取得患者的信任。

7. 耐心讲解用药知识及必要性，告知患者不得自行减药或停药，特别是激素类药物，突然减量或停药会使病情加重甚至出现危险，造成疾病难以控制。对长期使用激素或免疫抑制剂患者，应密切注意药物不良反应，对出现精神症状或精神异常的患者应加强保护性措施，防止发生意外。

8. 认真执行各项操作规程，密切观察病情变化，病情较重、生活不能自理的患者，护理人员应给予生活和心理支持与护理；疾病恢复期和生活可以自理的患者，护士应督促患者遵守院规，给予卫生保健指导。

9. 清洁皮肤时，注意患者的皮损特点、部位，根据清洁药物的性能进行清洁。对瘙痒症状严重者，避免搔抓，沐浴时避免使用刺激性强的皂液和热水烫洗。必要时可给予抗组胺类药物。

10. 对变态反应性皮肤病患者积极协助其寻找过敏源，消除致敏因素。应避免食用鱼、虾、蟹等致敏食物，尽量避免烟酒、浓茶、辛辣等刺激性食物，病室不宜摆放花草；光敏感性皮肤病患者避免日晒；疱疹样皮炎患者禁用谷胶类食物等。

11. 加强饮食护理，对黏膜损伤严重、进食困难者，应给予高热量、高蛋白、富含维生素等易消化半流食或流食，必要时可少量多餐。

12. 传染性皮肤病应做好消毒隔离工作，防止交叉感染。

13. 保持患者床单位的整洁，保证晨、晚间护理质量。定时更换患者的床单、被罩、枕套、病号服等，创面大且渗出多的患者，床单下置油布，污染后应随时更换。为患者营造一个温馨、舒适的治疗环境。

14. 医生根据患者的康复情况，决定患者的出院日期。护士应协助患者做好出院准备。

15. 根据患者的康复现状，对患者进行健康教育，指导患者在出院后休息、饮食、用药、功能锻炼和定期复查等方面的注意事项。必要时可为患者或家属提供有关书面资料，便于患者掌握相关的医疗护理知识和技能，指导患者办理出院手续。

16. 注意患者的情绪变化，特别是病情无明显好转、转院、自动离院的患者，护士应进行有针对性的安慰和鼓励，增进其康复信心，减轻患者离院后的恐惧与焦虑。

17. 征求患者住院期间对医疗护理工作的意见、建议，不断提高工作质量。清洁、整理、消毒床单位。

二、危重患者护理

1. 根据患者的病情制定重病护理计划。严格按照护理计划执行并实施护理。

2. 条件允许情况下应将患者调至单人房间，必要时可用屏风遮挡。

3. 床旁备有急救车及各种抢救设备、药品、物品等。

4. 严密观察并监测患者的生命体征变化，必要时可借助心电监护仪测量，准确记录24小时出入量，并及时、准确、客观地记录患者的病情及各种数据。发现病情变化及时报告医生。

5. 患者全身大面积皮损破溃时，应由2名以上护士进行换药，动作要轻、稳、准，必要时使用支被架，避免皮损破溃处与被单粘连。

6. 协助患者更换体位，每两小时翻身一次，防止褥疮的发生。保持床单、被罩的平整干燥。

7. 做好生活护理，对眼睑不能自行闭合的患者应注意眼睛保护，可涂眼药膏或覆盖油性纱布，防止角膜干燥、溃疡。保持口腔卫生，每日进行口腔护理，加强皮肤、会阴部护理。

8. 加强心理护理，使患者树立战胜疾病的信心，更好地配合治疗与护理。

9. 根据患者营养需求，合理安排饮食，必要时请营养科会诊。

10. 避免患者搔抓皮损处，对有精神异常和躁动的患者，必要时给以保护性约束。

11. 对于应用特殊药物治疗的患者，护士应严密观察疗效、药物反应及毒副作用。

12. 各种急救药物须经两人核对，方可使用。做好抢救记录，注明执行时间与执行者。

13. 进行床旁交接班，保证抢救和护理措施的落实。

14. 保持病室清洁，空气新鲜，严格消毒隔离制度，室内紫外线照射每日1～2次，防止交叉感染。

第三节 皮肤病的护理技术

一、面部皮肤护理

随着社会的进步和物质文明水平的提高，皮肤的保健和美容日益受到人们的重视。

面部皮肤护理包括了对面部皮肤疾病的治疗，对衰老皮肤的保健和美容。按摩相关的穴位，可减少皱纹的发生，增加皮肤的弹性，改善局部血液微循环，防止皮肤过早松弛，使之红润光泽、细腻。

不同种类的面膜既可对皮肤疾病起到治疗作用，也有较好的保健作用。

面部皮肤的护理不仅仅是技术过程，在某种意义上是一种心理过程。护理过程中，加强与患者的交流可改善患者的心境，激发对生活的信心，使患者愉悦的心情反映在面部。

（一）面膜

面膜是借助天然原料加工研制成的粉状药物，用水调成糊状均匀的涂在面部皮肤上，使皮肤形成一层与外界隔离薄膜，并将药物或营养物质渗透到皮肤内，从而达到治疗，保养和美容的目的。

1. 面膜的作用　改善皮肤疲劳程度，保持适当水分，让干燥粗糙皮肤变成柔嫩细腻，增加皮肤新陈代谢，保持皮肤的通透性，促进血液循环，延缓衰老，防止皮肤松弛。药物面膜还可起治疗作用。

2. 面膜的主要种类

中药类：痤疮面膜、扁平疣面膜、去斑面膜等。

硬膜类：主要是石膏类，并分为冷石膏膜和热石膏膜。

软膜类：包括营养、去皱、美白类。

3. 面膜的适应证　主要用于治疗痤疮、扁平疣、黄褐斑、过敏性皮炎、日光性皮炎，激素性皮炎等。随着生活水平的提高，人们对皮肤美容愈来愈重视，因此也包括了正常皮肤的美容。

二、面部护理操作

（一）皮肤清洁　用洗面奶清洁面部，清水洗干净。

（二）喷雾　根据皮损情况选择冷喷或热喷。

1. 热喷是由蒸汽发生器与臭氧灯构成，通过电流使杯内水加热产生蒸汽。热喷的作用是清除老化角质层及皮肤表面污垢和皮肤深层沉淀物。

2. 冷喷是冷喷设备产生的冷气，使血管收缩。冷喷具有止痒的作用，适用于过敏性皮炎、激素性皮炎和日光性皮炎等。

三、面部常见病护理治疗

（一）痤疮治疗

首先清洁皮肤，常用洗面奶清洁，而后用清水洗净，热喷雾5～7分钟，炎症明显者可使用臭氧喷雾，控制感染。

喷雾后，局部皮肤常规消毒；右手持粉刺挤压器与皮肤呈45度角，将挤压勺凹陷面向上，小孔对准粉刺开口处，用力向下挤压并向后移动将粉刺挤出。挑治后外用痤疮中药面膜40分钟。待面膜干后，洗净面部，外用收缩水及面霜，或治疗痤疮药物。

（二）扁平疣治疗

清洁皮肤方法同上，热喷雾5～7分钟，使毛孔扩张，软化角质层。喷雾后，局部皮肤常规消毒，用手术刀片轻刮疣体，外用扁平疣中药面膜40分钟。待面膜干后，洗净面部外用收缩水及面霜。

此方法在使用时需注意，所用物品用后要清洗、消毒，以避免交叉感染。

（三）正常面部皮肤保健

1. 清洁皮肤方法同上，根据皮肤特点选择冷喷或热喷。

2. 根据皮肤纹理走向按摩，力度适中，手法轻重适度、柔和、舒适，起到营养、保护的作用，使皮肤彻底放松。

3. 根据皮肤情况选择适当面膜，待膜干后洗净面部，外用收缩水及面霜。

4. 注意事项：感染性皮肤疾病不能按摩。在操作前把所用物品预备好放在顺手的位置，在整个操作过程中尽量少离开。

四、一般皮肤损害的清洁换药

（一）湿敷法

湿敷法是将药物配成液体，用纱布浸泡药液覆盖在创面上，并保持纱布湿润的治疗方法。

1. 湿敷作用　湿敷法具有清洁、消炎、收敛和止痒的功用。皮肤经湿敷后，由于液体蒸发，使血管收缩，体表温度降低，渗出减少，水肿消退。

湿敷法可分为冷湿敷和热湿敷，常用冷湿敷，可使皮肤局部温度降低，镇静末梢神经，达到止痒作用。

2．适应证　湿敷法适用于急性渗出性皮损，如急性湿疹、皮炎及小片糜烂等；也可用于渗出少，红肿明显、皮肤感染、糜烂及溃疡者均可使用本法。

3．常用湿敷液

(1) 3％～4％硼酸液。

(2) 1：2000黄连素液。

(3) 0.9％生理盐水。

(4) 1：8000高锰酸钾溶液。

(5) 自制中药溶液等。

4．工具　湿敷盆或小碗一个、湿敷垫和纱布若干、镊子2把、一次性棉垫若干。

5．湿敷液的配制

(1) 1：2000黄连素溶液　将黄连素0.5g研碎放入容器中，用1000ml开水浸泡药物，并使药粉充分溶解，自然冷却。

(2) 3％～4％硼酸溶液　硼酸粉12g，用400ml开水浸泡药物，并使药粉充分溶解，自然冷却。

6．操作方法

(1) 铺好棉垫。大面积用橡皮布中单，以免把床单浸湿；

(2) 清洁皮肤。用石蜡油或植物油棉球将皮肤清洁干净，药膏擦干净，再用干棉球擦干；

(3) 下肢可用支被架，以利于患者下肢活动；

(4) 将4～6层纱布或小毛巾放入湿敷盆中浸透，挤干以不滴水为准，紧贴于皮损处，每隔20～30分钟取下。如此反复5～6次，也可以根据医嘱一日湿敷两次或三次。

7．注意事项

(1) 湿敷药液应当天配制，不得使用陈旧药液。

(2) 湿敷一般采用冷湿敷，故而面积不宜过大，不能超过身体表面积的1/3，以免感染或药物中毒。

(3) 湿敷垫必须与皮肤紧密接触。

(4) 湿敷垫要保持清洁，部位分开。

(5) 使用后必须清洁并高压消毒。

(二) 常用换药法

部分皮肤病患者需要护士协助换药，换药时使用的药物、方法及步骤应根据不同疾病的需要有所不同，初诊患者或新入院患者，皮肤上常有许多污物、皮肤糜烂、渗液、结痂，个别患者的皮肤上还常有许多药膏、脓痂等。需要进行初步清洁处理，清洁的目的是减少鳞屑、尘埃、脓痂等污物对皮肤的刺激，减少病菌滋生，减少抗原物质及毒素的吸收，防止感染的扩散，更有利于药物的吸收并充分发挥其治疗作用，促进皮损的消退；特别是贴的纱布有脓性分泌物或纱布潮湿自行脱落时，应每天清创换药；有条件时应每天淋浴，无淋浴条件每天用黄连素纱布湿贴，使贴在创面的纱布易于取下，必要时将生理盐水中加入利多卡因注射液将纱布浸湿，目的减少揭去纱布时的疼痛，再使用"贴邮票法"并外喷生理盐水药液。

此方法应保持至病情得到控制，创面纱布清洁不自行脱落时，可不再更换纱布，只将边缘翘起的纱布剪掉，待结痂后纱布与结痂一起脱落。

对于无破溃不需使用"贴邮票法"，较清洁或结痂的皮损可每天外用霜剂或红霉素软膏等涂擦，软化结痂，减少疼痛，防止感染。

护理人员应每天观察皮损变化，结痂下有脓液时需更换纱布。

（三）清洁方法

1. 皮损面积较大且患者一般情况较好时，可用淋浴方法；肛门、会阴处皮损可采取坐浴法。

2. 鳞屑、痂皮、坏死组织等通常先用药液浸泡，然后剪掉坏死组织；将原有的污物清洗干净。如有药膏，用石蜡油擦干净，结痂但无感染用凡士林制剂外涂。24小时痂皮软化后逐渐清除痂皮。结痂伴有感染先将污物清洗干净，可用1:2000的黄连素液擦净；为了看清皮损，尽量不用紫药水或其他染色的药物外涂，对于四肢远端的皮损可浸泡。

3. 眼、耳、鼻、口腔及黏膜部位皮损不宜用浓度过高的药物清洗，禁用酒精，可使用无刺激的植物油、硼酸液清洁。

4. 口腔糜烂者局部治疗非常重要，除常规漱口外，对于口唇部有糜烂者将无菌药液纱布剪成口唇形状紧贴皮肤，保持局部清洁，根据皮损情况更换纱布。

5. 全身多处糜烂用抗生素药液湿贴，在湿贴药液干后，将周边干燥纱布剪掉或更换药液继续湿贴。如有糜烂面或有脓性分泌物时，必须揭掉纱布清除分泌物后重新湿贴。

6. 大疱皮损，可用无菌操作法将大疱剪破或将疱内液体抽出，以减轻疼痛。无感染的小疱可不必处理。

7. 毛发部位的皮损应将毛发剪短后再进行清洁，必要时把头发剃光，有利于创面清洁及换药。

8. 溃疡处可用双氧水将脓液清净，把周边糜烂组织剪除后，外用溃疡软膏。

五、重症患者清创换药

一般重症患者，如剥脱性皮炎、天疱疮、类天疱疮、重症多形红斑、大疱性表皮松解症型药疹等。皮损面积都相对较大、面积大或分泌物较多时采用暴露方法，可使用支被架。应保持长期受压的背部、臀部及会阴、腋下较潮湿的部位的创面干燥，防止细菌的繁殖，必要时涂少量无菌滑石粉。

重症、大面积换药常规准备工作应包括以下步骤：

（一）准备用物　换药车上应放置如下物品：

1. 1:2000黄连素溶液浸泡的无菌纱布、棉球。

2. 无菌弯盘、镊子、剪刀、无菌手套、30ml注射器、10ml注射器、干纱布、棉签、安尔碘或75%酒精等。

3. 生理盐水加庆大霉素5支、利多卡因5支。

4. 清洁床单、病号服。

（二）换药步骤

1. 清洁皮肤　患者就诊时，很多已延误治疗时机或处理不佳，身上经常带有手纸、中药等，甚至有臭味，因此，彻底清洁皮肤非常重要。患者一般情况较好时，可用温水淋浴，水温不宜过高，时间不宜过长，避免使用香皂、洗剂等刺激、更不应搓洗。

2. 抽吸水疱　先用安尔碘棉签消毒水疱，用无菌10ml注射器在疱体下方边缘处将疱液抽出，尽量不破坏疱壁，防止创面暴露，以利病情控制后原皮肤还可以恢复。

3. 脓性分泌物皮损　疱液内有脓性分泌物、表皮剥离、溃破、坏死的表皮已无保护作用，且易引起感染，此时应用镊子将表皮夹起，沿正常皮肤的边缘将坏死表皮剪掉，祛除脓痂，暴露出新鲜创面，然后用1∶2000黄连素湿棉球擦洗创面。

4. 贴邮票法　将1∶2000黄连素纱布剪成与创面大小相等的纱布贴于创面上；对于创面面积较大的部位应将纱布剪成数块邮票大小相等湿贴，以防干燥后纱布绷得过紧而引起疼痛。

全身各部位依次清洁、湿贴后，用30ml注射器外喷以加入庆大霉素等药液的生理盐水，将贴好的黄连素纱布浸湿。

六、特殊部位换药

（一）头皮皮损换药

剪短头发。损害较轻、创面分泌物多时，清洁头皮后，用黄连素纱布湿敷，时间应比一般湿敷时间长，且纱布厚（温度不宜过低）；尽量清除结痂，暴露新鲜创面；痂皮不易脱落时不可强行撕扯，可用剪刀剪掉。

外涂软膏制剂，如红霉素软膏，可保护皮肤，防止感染。可在睡觉时戴上一次性帽子。以后每天清洁换药，直到皮损不再有厚痂，干燥逐渐好转。

（二）口腔换药

每天以生理盐水棉球擦洗牙齿一次，嘱患者每天用漱口液漱口数次，根据口腔黏膜破溃情况给予流食、半流食，鼓励患者进餐。口唇干燥者，可外用红霉素药膏或凡士林软膏。

（三）眼睛的换药

白天用眼药水冲洗，睡前涂抹眼药膏，眼睑闭合困难者可用凡士林纱布覆盖，以防角膜损伤；睁眼困难者每天用玻璃棒分离数次。

七、换药注意事项

1. 病室的温度应在20摄氏度以上，采用暴露疗法时室温应保持在26～28摄氏度，湿度为50%～60%，保持病室空气新鲜，注意保暖，防止受凉感冒。伴高热时可根据病情适当减少换药次数。

2. 密切观察病情变化，防止并发症的发生：如大剂量激素引起消化道出血、高血压、精神异常、感染等，发现病情变化及时通知医生。

3. 物品消毒：凡直接与创面接触的物品，如敷料、床单、枕套、衣服、换药用具、滑石粉等必须严格消毒。

4. 患者皮损创面大不宜直接接触床单，最好使用支被架，防止被单与皮肤粘连。

5. 预防褥疮的发生，床单勤更换，保持平整清洁干燥，定时为患者翻身，骨隆突部位防止摩擦，可涂油性药膏。

6. 换药前应做好患者心理护理，安抚、鼓励患者，取得患者的配合；护士操作应轻、稳、准，皮损面积大可两人同时换药，以减轻患者的疼痛。

第四节　外用药物的使用

外用药物疗法在皮肤病治疗中占有重要地位。由于外用药物能直接与皮肤接触，吸收好，作用快，大多数皮肤病仅使用外用药物即可治愈，因此正确使用外用药十分重要。

一、粉剂上药法

粉剂是一种或多种药物与基质的干粉沫均匀混合的剂型。其作用是吸收水分，保持皮肤表面的干燥，减轻外界对皮肤摩擦，以利药物的吸收和附着。粉剂上药法适用于没有糜烂和渗出的急性皮炎湿疹，如爽身粉。

粉剂的使用方法是把干粉直接撒在无渗液、红斑皮损处，每日多次。此方法的使用，应注意不宜在糜烂部位、有渗出液的皮损部位和毛发部位使用。

二、软膏上药法

软膏是药物与油脂类混合制成的一种细腻、均匀、半固体剂型。其作用是软化皮肤，保护创面，滋润皮肤。软膏适用于慢性炎症肥厚性皮肤损害。不宜在急性渗出性的皮损部位使用。

软膏的使用方法是用止血钳夹取纱布直接将药物轻揉皮损处，涂层不宜太厚，注意止血钳勿触及皮肤。

三、糊膏上药法

糊膏是用油脂和粉剂各一半配制成的制剂。其作用是吸收分泌物及保护创面，具有性质温和刺激性较小的特点。

糊膏主要适用于亚急性皮炎、湿疹，也可用于慢性肥厚的皮损。

糊膏在使用前，应先将皮损上的药膏擦净，然后将糊膏直接外用皮损处。皮损较厚时，可将糊膏涂在纱布上敷贴患处，外用绷带包扎固定。在下次用药前，用石蜡油把皮损上的残留药膏和结痂轻轻擦净。

此方法的使用，应注意不宜在毛发处使用，如必须使用时，应将毛发剪除。

四、油剂上药法

油剂是以植物油或液体石蜡油为溶剂的制剂。其作用是清洁痂皮、污垢，保护和润滑皮肤。

油剂适用于急性、亚急性湿疹和皮炎。油剂的使用方法是，将油剂涂于患处，然后再用干棉球擦干。此方法在使用前应充分摇匀，保护患者衣物干净。

五、酊剂上药法

酊剂是将药物溶于酒精内的制剂。其作用是杀菌、消炎和清洁作用。酊剂适用于皮肤的局部消毒。酊剂的使用方法是用棉球蘸液体后直接擦拭患处。此方法的使用应注意，由于酊剂含有酒精，故不宜在皮肤破损处、口腔、黏膜部位使用。

六、硬膏上药法

硬膏是将药物混入适当基质中，然后涂在纱布上形成的剂型。其作用是软化皮肤，促进药物吸收。硬膏适用于慢性局限性皮损，特别是浸润肥厚性皮肤损害。硬膏的使用方法是，用换药板将药物涂在纱布上，然后按照皮损大小剪下贴在皮损上。此方法的使用应注意，不宜在急性、亚急性皮炎和有糜烂渗出性皮损处使用。

七、湿包上药法

湿包是指湿敷后的一种上药形式。其作用同湿敷。湿包法适用范围同湿敷。湿包法的使用方法是，将四层纱布剪成与皮损大小相等，将40%氧化锌内置于纱布上略包扎，固定即可。此方法的使用应注意，不宜在化脓、感染皮损处使用。

八、封包法

封包法是将药物涂在皮损上，用保鲜膜包裹的一种治疗方法，其作用是软化皮损，有利于药物的吸收。封包法适用于双手、双足、四肢、腰部等部位的皮损，如银悄病、慢性皮炎、湿疹，皮损肥厚、治疗效果不理想的皮损。

封包法的使用是，在每晚睡觉前外用药物（大多数为激素类药膏或与其他药物混合）药量比平时稍多，用保鲜膜包裹2圈用胶布粘好，于次日晨打开。

此方法在使用时应注意封包时间不宜过长，特别在夏季。

第五节 药浴及护理

药浴是指将不同方式加热或不加热的药物，通过蒸、熏、敷、洗来治疗人体相应部位疾病的一种药物外治疗法。

通过药物的有效成分和水作用于人体皮肤或黏膜，达到治疗的目的。具有药物和水浴的双重治疗功效。药浴也称"水疗"，与药浴和熏蒸法的作用类似。加入不同药物，加强水疗的固有作用或单独发挥药物作用。

按中医理论，药浴系药物作用于全身肌表，并经吸收，循行经络血脉，内达脏腑，由表入里，产生效应。药浴可起到疏通经络、活血化瘀、祛风散寒、清热解毒、消肿止痛、调整阴阳、协调脏腑、通行气血、濡养全身等养生功效。现代药理也证实，药浴后能提高血液中某些免疫球蛋白的含量，增强肌肤的弹性和活力，常用药浴种类有温泉浴、淀粉浴、高锰酸钾浴和中药浴等。

随着药浴疗法的改进和发展，治疗范围越来越广泛，目前药浴疗法已延伸到内科、男性科、妇科、儿科和五官科等各科疾病。

药浴疗法适用于泛发性皮肤病，如银屑病、硬皮病、异位性皮炎、神经性皮炎、皮肤瘙痒，鱼鳞病等。药浴主要作用及操作方法：

一、清洁作用

清洁后可增加皮肤对药物的吸收，提高治疗效果；可减少病菌的滋生，减少渗出物对皮肤的刺激。

二、温度作用

常用温水浴：36~38℃；常用热水浴：38~40℃。

水浴具有镇静、止痒和安抚作用，热水浴可充分改善皮肤循环，促进药物吸收。

三、药浴的护理要点

1. 药浴的水温要适度，体弱、有心血管疾病的患者不宜使用。
2. 治疗中应经常巡视患者，观察有无不适反应。
3. 药浴过程中如有感觉不适或局部不良反应，应立即停止。
4. 浴盆应定期消毒，防止交叉感染。

第六章 皮肤病的治疗

皮肤病的主要治疗方法包括内用药物治疗、外用药物治疗、物理治疗和外科手术治疗等。

第一节 常用内用药物治疗

皮肤病的内用药物种类也比较广泛，由于有些不常用，本节简要介绍一些皮肤病性病科常用的药物。

一、抗生素（antibiotics）

根据不同种类抗生素的抗菌谱和病原体对药物的敏感性选用适当的抗生素。

（一）青霉素类

通过破坏敏感菌株的细胞壁起作用，可用于革兰阳性球菌感染，也用于螺旋体、放线菌等感染。可以治疗丹毒、类丹毒、梅毒、淋病、放线菌病等。使用本类药物前必须询问有无过敏史，并做皮肤试验，防止过敏性休克的发生。

（二）头孢菌素类

根据头孢菌素类药物的发展和抗菌谱的变化，可分为第一代、第二代和第三代。一代头孢菌素具有广谱抗菌活性，但以抗革兰阳性菌为主；二代头孢菌素具有广谱抗菌活性，但对革兰阳性菌的抗菌活性较一代头孢菌素弱；三代头孢菌素具有强大的抗革兰阴性菌的活性。主要用于耐青霉素金葡菌及一些革兰阴性杆菌的感染，头孢曲松钠还常用于治疗淋病。对青霉素过敏者对本类药物可能有交叉过敏。

（三）氨基糖苷类

属杀菌类抗生素，抗菌谱广，对革兰阳性、阴性菌均有抗菌活性，包括链霉素、庆大霉素、阿米卡星、大观霉素等。链霉素主要用于皮肤结核，大观霉素主要用于淋病。该类药物对肾脏、听神经有不同程度的毒性。

（四）大环内酯类

主要作用于革兰阳性菌，并对支原体、衣原体及军团菌等有高度敏感性。常用的有红霉素、罗红霉素、阿奇霉素等，可以治疗淋病、非淋球菌性尿道炎等。

（五）四环素类

广谱抗生素，包括四环素、多西环素、米诺环素等，主要用于痤疮、淋病、非淋球性尿道炎等。儿童长期服用可导致牙齿黄染。

（六）其他抗生素

如去甲万古霉素、克林霉素、多黏菌素、喹诺酮类等。在相应疾病的治疗中将做介绍。

二、抗病毒药

(一) 阿昔洛韦（无环鸟苷）

是一种广谱的抗病毒药，适用于单纯疱疹病毒和水痘—带状疱疹病毒感染相关的疾病。口服：成人每次200mg，每日5次，疗程7～10日；静脉滴注：每次5mg/kg，加注射用水或生理盐水或平衡液100ml，每8小时一次，每次每小时输注5mg/kg，7天为一疗程。应注意缓慢滴注，防止肾功能损害发生。禁用肌肉或皮下注射。副作用可有注射处静脉炎，暂时性血清肌酐升高；肾功能不全者应调整用药剂量；孕妇禁用。

(二) 利巴韦林（病毒唑）

具有广谱抗病毒作用，对疱疹病毒、流感病毒、腺病毒、麻疹病毒有较强的抑制作用。可用于治疗麻疹、水痘、带状疱疹和单纯疱疹等。口服成人每次200～300mg，每日3次，疗程5～6天。静脉滴注每日3次，每次300mg。高剂量、长疗程可发生贫血及免疫抑制，停药后可恢复。孕妇禁用。

(三) 干扰素

对DNA病毒和RNA病毒均有抑制作用。还有抗肿瘤及免疫调节作用。可用于病毒性皮肤病及肿瘤的治疗。目前用于临床治疗的人干扰素有3种：α-干扰素、β-干扰素和γ-干扰素。用量10^6～10^7U，肌注，每日或隔日一次，疗程依不同病种而定。也可做局部病灶注射或外搽。用于治疗皮肤淋巴瘤和病毒感染。副作用有发热和肾损害。

三、抗真菌药

(一) 灰黄霉素

是一种窄谱抗真菌药物，对皮肤癣菌有效，主要用于治疗头癣和泛发性体癣，而对花斑癣及深部真菌病无效。成人用量每日0.6～0.8g，小儿每日用量15～20mg/kg，分2～4次口服。副作用有胃肠反应、头晕、头痛、光敏性药疹、白细胞减少和肝损害等。

(二) 多烯类药物

该类药物能与真菌胞膜上的固醇相结合，在膜上形成微孔，从而改变细胞膜的通透性，引起细胞内容物外渗，导致真菌生长停止，最终死亡。

1. 两性霉素B（AmB）

是广谱抗真菌性药物，该药对多种深部真菌有强的抑制作用，如白色念珠菌、隐球菌、组织胞浆菌、芽生菌、孢子丝菌及毛霉等。但对皮肤癣菌抑制效力差，不能用于治疗浅部真菌病。该药口服吸收不良且不稳定，需静脉滴注用药。副作用较大，常有高热、寒战、严重头痛、恶心、呕吐；肾毒性、低血钾；鞘内注射可产生严重神经系统反应。两性霉素B脂质体（AmB-L）较传统的AmB抗真菌活性明显增强，而毒副反应降低很多，可被具有多脏器损伤、濒临衰竭的真菌病患者所承受。AmB-L入血后浓度高，半衰期长，每日1次用药即可。

2. 制霉菌素

为四烯类抗生素，对白色念珠菌、新型隐球菌有抑制作用。该药毒性强，不能注射，而口服难吸收，绝大部分从粪便排出，故用于治疗口腔、消化道、阴道和体表的真菌感染。剂量为成人200万U/d，儿童5～10万U/（kg·d），分3～4次服用。副作用为轻微胃肠道反应。

(三) 氟胞嘧啶

窄谱抗真菌药，仅对酵母菌（新型隐球菌）和酵母样菌（念珠菌）有较高的活性。该药口服肠道吸收较好，可通过血脑屏障。单独使用易产生耐药性，常配合两性霉素B的治疗。

常用剂量为 50~150mg/（kg·d），分 3 次服用。副作用有恶心、食欲不振、白细胞减少、血小板下降等。肾功能不良者慎用，孕妇禁用。

（四）唑类

是人工合成的广谱抗真菌药物，对酵母菌、丝状真菌、双相真菌等均有较好的抑制作用。其中克霉唑、咪康唑、益康唑、联苯苄唑主要用于外用治疗各种浅部真菌病。以下介绍药物为内用治疗系统性真菌病的常用药。

1. 酮康唑：对隐球菌、念珠菌、球孢子菌、皮肤癣菌等敏感，可用于治疗系统性念珠菌病、球孢子菌病、副球孢子菌病、组织胞浆菌病、曲霉病、泛发性体癣、花斑癣等。成人剂量为口服 200~400mg/d，宜空腹服用。副作用有恶心、呕吐，偶见肝损害，严重者可发生急性肝坏死。孕妇禁用。

2. 伊曲康唑：对深部真菌和表浅真菌均有抗菌活性。口服吸收后皮肤及甲中药物浓度迅速超过血浆浓度，且皮肤浓度可持续数周，甲浓度可持续 6~9 个月。可用于治疗孢子丝菌病、隐球菌病、念珠菌病、曲霉病、着色芽生菌病和浅部真菌病等。口服成人剂量为 100~400mg/d。副作用轻，可有轻度恶心等胃肠道反应，可逆性转氨酶升高，低血钾及水肿等。

3. 氟康唑：对各种真菌均有强力抗菌作用，如念珠菌、新型隐球菌、小孢子菌、毛癣菌、皮炎芽生菌、粗球孢子菌、荚膜组织胞浆菌等。成人剂量为每日 200mg，疗程可达数月。副作用轻微，常见胃肠道不适，少数可出现肝肾功能损害。孕妇、哺乳期妇女和婴儿禁用。

（七）丙烯胺类

主要为特比萘芬，对皮肤癣菌杀菌力强，亲脂性强，口服吸收后很快弥散于角质层内，并能从皮脂中排出。主要用于治疗皮肤癣菌病。成人剂量为 250mg/d。副作用轻微，少数有胃肠道反应。1% 霜剂外用治疗浅部真菌病、皮肤念珠菌病及花斑癣。

（八）碘化钾

为治疗孢子丝菌病的首选药物。成人剂量为 1~2g/d，然后增加至 3~6g/d，疗程为 1~2 个月，儿童剂量为 20~50mg/（kg·d）。副作用有眼睑肿胀，流泪、头痛、咽喉炎等感冒症状。结核病患者禁用。

四、抗组胺药

组胺可使毛细血管扩张，血管通透性增加，平滑肌收缩，腺体分泌增加，血压下降，使临床上产生红斑、风团、哮喘、腹痛甚至休克等表现。抗组胺药通过竞争性地结合组胺受体，阻断组胺的作用，可分为 H_1 受体阻断剂和 H_2 受体阻断剂两大类。皮肤科疾病治疗中主要治疗荨麻疹、湿疹、药疹、遗传过敏性皮炎、慢性单纯性苔藓、扁平苔藓、血清病等过敏性和瘙痒性皮肤病。

（一）H_1 受体阻断剂

可与组胺竞争 H_1 受体，拮抗组胺引起的毛细血管扩张、血管通透性增加、平滑肌收缩、呼吸道黏膜分泌增加和血压下降等作用。除抗组胺作用外，还有强度不等的抗胆碱和抗 5-羟色胺的作用。常用药物见表 6-1、6-2。

第一代 H_1 受体阻断剂多有镇静作用，导致嗜睡、乏力、头晕、注意力不集中等副作用。又因有抗胆碱作用，还可出现黏膜干燥、瞳孔散大等副作用。故驾驶员、高空作业者、机器操作者禁用或慎用，青光眼患者慎用（尤其是赛庚啶）。比较少见的副作用包括肝肾功能受损、药疹、粒细胞减少等。

第二代 H_1 受体阻断剂镇静作用小，并且半衰期长，可维持 24 小时。适用于驾驶员等特殊职业的患者，且服药次数少，可一天一次。

（二）H_2 受体阻断剂

与 H_2 受体有较强的亲和力，阻断组胺血管扩张、血压下降和胃酸分泌增加等的作用。对于 H_1 受体阻断剂治疗效果不好的慢性荨麻疹、血管性水肿等可以加用 H_2 受体阻断剂如西咪替丁、雷尼替丁，有时可收到很好的效果。长期或大量应用 H_2 受体阻断剂可能引起阳痿和精子减少（见于西咪替丁）、血压轻度上升、GPT 上升、白细胞减少等，停药后可以恢复。

表 6-1　常用第一代 H_1 受体阻断剂

药物名称	作用持续时间（h）	成人用量及用法	副作用等
苯海拉明	4～6	20～25mg，1 日 3 次；20mg 肌注，1 日 1 次	偶可引起皮疹和粒细胞减少
氯苯那敏（扑尔敏）	4～6	4mg，1 日 3 次；10mg 肌注，1 日 1 次	副作用小，也适用于儿童
安它乐	4～6	25～50mg，1 日 3 次	6 岁以下儿童慎用
去氯羟嗪	4～6	25～50mg，1 日 3 次	嗜睡多见
赛庚啶	4～6	2～4mg，1 日 3～4 次	嗜睡作用强
异丙嗪	24	12.5～25mg，1 日 1～3 次；每次 25～50mg 肌注或静点	肝肾功能减退者慎用

表 6-2　常用第二代 H_1 受体阻断剂

药物名称	作用持续时间（h）	成人用量及用法	副作用等
阿司咪唑	24 至数周	10mg，1 日 1 次	食欲增进和体重增加
特非那丁	>12	60mg，1 日 2 次	有心脏毒性
西替利嗪	>24	10mg，1 日 1 次	
氯雷他定	12～24	10mg，1 日 1 次	
阿伐斯丁	8～12	8mg，1 日 2～3 次	起效时间最快，偶有胃部不适

五、糖皮质类固醇激素

糖皮质类固醇激素的药理作用　本类药物的药理作用复杂，与皮肤科有关的主要药理作用可归纳如下：

抗炎作用：通过抑制炎症性毛细血管扩张，降低毛细血管通透性和水肿形成；降低各种细胞黏附分子的表达和游走抑制因子的作用，减少白细胞在炎症部位的积聚；抑制前列腺素、白三烯等炎症介质的形成和释放；稳定溶酶体膜，抑制溶酶体酶的释放，减少组织损伤等方面达到抗炎作用。

抗过敏和免疫抑制作用：通过加速淋巴细胞破坏，使淋巴组织萎缩，减少致敏淋巴细胞与抗原的反应；抑制单核巨噬细胞的生成和功能；降低补体和抗体水平。

抗毒素和抗休克作用：能增强机体对各种细菌内毒素的耐受力，大剂量时可有解除血管痉挛、改善微循环和保护缺氧细胞的作用。

此外，糖皮质类固醇激素还可提高中枢神经系统的应激性，影响蛋白质、脂肪和糖的代谢，影响水和电解质代谢，增加胃蛋白酶和胃酸的分泌。

适应证 变态反应性皮肤病，如重症药疹、急性荨麻疹、接触性皮炎、过敏性休克、重症多形红斑等；自身免疫性疾病，如系统性红斑狼疮、皮肌炎、天疱疮和类天疱疮等。

副作用 长期大量应用可并发或加重感染，使结核灶复发；发生消化性溃疡，导致溃疡大出血或穿孔；骨质疏松，股骨头无菌性坏死；高血压；糖尿病；白内障；精神障碍；月经紊乱；低血钾等。还可导致满月脸、痤疮、多毛症等，并可影响儿童发育。

禁忌证：消化性溃疡、糖尿病、活动性结核、骨质疏松、严重高血压和肾功能不全等。

常用糖皮质激素的种类、效能比较和剂量换算见表6-3。

表6-3 常用糖皮质激素的种类、效能比较和剂量换算

类别	制剂	生物作用半衰期（h）	糖皮质激素抗炎效价	盐皮质激素抗炎效价	剂量换算（mg）
短效	可的松	<12	0.8	0.8	25
	氢化可的松		1	2	20
中效	泼尼松	12~36	4	1	5
	泼尼松龙		4	1	5
	甲泼尼龙		5	0	4
	曲安西龙		5	0	4
长效	地塞米松	48	25	0	0.75
	倍他米松		25	0	0.6

临床使用方法

（一）系统用药

应注意首先用足够的剂量控制病情。用药剂量可根据疾病的性质、病情轻重、治疗效果和个体内在的各种因素而定，然后根据病情好转决定减量或停药。短期用药可分为治疗和减量阶段，在控制病情后可快速减量或停药；长期用药可分为治疗、减量和维持量治疗，在控制病情后应缓慢减量，而后给予适当的维持量长期服用，防止病情复发或加重。常用方法有：常规疗法、早晨单剂量疗法、隔日疗法、冲击疗法等。

常规疗法：适用于多种皮肤病，多用于新开始治疗的患者，特别是重症患者，如系统性红斑狼疮和天疱疮等，以泼尼松为例，轻者20~30mg/d，较重者40~60mg/d，重症者80~120mg/d，分3~4次口服。

早晨单剂量法：适用于短期用药者和长期用药中减药及维持治疗时期，将每日的总剂量于早晨8点一次服用。

隔日疗法：适用于长期用药减量或维持阶段的患者，将两天的剂量并为1次，每隔日早晨8点服用。

冲击疗法：仅适用于重症结缔组织病及大疱性皮肤病常规疗法治疗无效者，如有严重内脏损害的系统性红斑狼疮患者，常用甲泼尼龙0.5～1g，静脉滴注，每日一次，可连用3天，以后改为常规疗法。采用此法需住院治疗，慎重选择病例及密切观察病情和预防激素副作用。

（二）注射法

糖皮质类固醇激素作皮损内注射，可治疗斑秃、神经性皮炎、瘢痕疙瘩和结节性痒疹等，以小片早期损害为宜。常用制剂有2.5%醋酸泼尼松龙混悬液（25mg/ml）、1%曲安奈德混悬液（10mg/ml）、复方倍他米松等。

六、维生素类

维生素是参与机体代谢的不可缺少的成分，与某些皮肤病有密切关系。皮肤科常用的维生素主要为维生素C、A、B_6、B_{12}、E等。

（一）维生素C

参与糖代谢及氧化还原反应，能减少毛细血管通透性和脆性，提高机体的抗病力，常用于变态反应性皮肤病和出血性疾病等。口服每日300～600mg，静脉注射或点滴每日0.5～3g。

（二）维生素A

可调节皮肤的正常角化，常用于鱼鳞病及掌跖角化症等。治疗剂量为2.5～5万单位，每日3次，饭后服用。

（三）维生素 B_6

可参与氨基酸、脂肪代谢，常用于痤疮、酒渣鼻及脂溢性皮炎等的治疗。口服10～20mg，每日3次，肌内注射或静脉点滴50～100mg，每日1次。

（四）维生素 B_{12}

参与核酸、胆碱、蛋氨酸的合成和脂肪、糖的代谢。常用于带状疱疹等的治疗。肌内注射0.1～0.5mg，每日或隔日1次。

（五）维生素E

有抗氧化作用和抗衰老功能，对生殖功能和脂肪代谢有影响。大剂量时可减少毛细血管通透性，改善微循环，抑制胶原酶，增强对寒冷的防御作用。常用于角化性皮肤病，紫癜性皮肤病及末梢血管功能障碍性疾病等。小剂量每日口服30～60mg，大剂量时每日100～300mg，分3～4次饭后服用。

（六）维A酸类

维A酸类药物是一组与天然维生素A结构类似的药物，是近年来皮肤病治疗中的一大进展。第一代维A酸为非芳香维A酸，如全反维A酸、13-顺维A酸等；第二代维A酸为单芳香维A酸，如依曲替酯（etretinate）和依曲替酸（acitretin）；第三代维A酸为多芳香维A酸，如芳维A酸乙酯（arotinoid）和阿达帕林（adapalene）。目前用于皮肤病内服治疗的，主要是13-顺维A酸，依曲替酯、依曲替酸和阿达帕林，治疗痤疮、银屑病、皮肤肿瘤及某些角化性疾病。

七、免疫抑制剂

对机体免疫功能具有非特异性或特异性抑制的一类药物，既能抑制免疫应答，又能抑制细胞增殖。可单独应用，也可与糖皮质激素合用，减少糖皮质激素的用量。

（一）环磷酰胺

可抑制体液免疫和细胞免疫，尤其是对B淋巴细胞的抑制作用更强。口服每日100～150mg，静脉每日或隔日100～200mg，冲击治疗每次10～15mg/kg，每周1次。适用于自身免疫性疾病、血管炎等，如系统性红斑狼疮、天疱疮、皮肌炎、Wegerner肉芽肿、坏疽性脓皮病等。也可用于蕈样肉芽肿。该药可导致出血性膀胱炎。

（二）硫唑嘌呤

可抑制T、B淋巴细胞，但对T细胞的效应较大。口服每日1～3mg/kg。常用于系统性红斑狼疮、皮肌炎、天疱疮、类天疱疮、遗传过敏性皮炎、Behcet病、Wegerner肉芽肿、坏疽性脓皮病等。

（三）甲氨蝶呤

可抑制淋巴细胞和上皮细胞的增生。用于其他疗法无效的银屑病时，每12小时口服2.5mg，一周连服3次，也可肌注7.5～25mg，7～10天一次。还可用于治疗天疱疮、系统性红斑狼疮、毛发红糠疹、蕈样肉芽肿、角化棘皮瘤等。

（四）环孢素

能抑制T细胞功能。可用于治疗严重的银屑病、天疱疮、大疱性类天疱疮、坏疽性脓皮病、Behcet病、异位性皮炎等。用法为每日3～10mg/kg。副作用主要为肾毒性、高血压、高血钾、听力障碍等。

八、其他

（一）氯喹

能降低皮肤对紫外线的敏感性，抑制补体活性，抑制变性DNA与抗体的结合，抑制细胞免疫，还有一定的抗炎、抗组胺、抗5-羟色胺和抗前列腺素作用。可用于红斑狼疮、多形日光疹、卟啉病、扁平苔藓等。每日口服250～500mg。副作用为白细胞减少、药疹、角膜色素沉着斑、视网膜黄斑区损害等。长期服用者应定期查眼底和视力。

（二）氨苯砜

原为抗麻风药，因其还有抗炎及抑制溶酶体酶作用，也用来治疗其他皮肤病，如疱疹样皮炎、痤疮、坏疽性脓皮病、类天疱疮、嗜酸性脓疱性毛囊炎等。每日口服50～150mg。主要副作用有贫血、药物性皮炎、粒细胞减少症、高铁血红蛋白血症、肝肾功能损害等。

（三）反应停

原为一种镇静剂，可用以治疗麻风反应、多形日光疹、结节性痒疹等。每日口服200～400mg，有效后改用维持量，每日50～100mg。因本药有致畸作用，并可引起周围神经炎，应慎重选择病例。

（四）钙剂

可降低毛细血管渗透性，有消炎、抗过敏作用。常用的有10%葡萄糖酸钙和5%溴化钙溶液，静脉注射，每日10ml。应缓慢静脉注射，注意脉搏，避免引起心搏过强、心律不齐或心搏停止于收缩期的危险。适用于急性湿疹、荨麻疹、药疹等。

（五）硫代硫酸钠

具有抗过敏和解毒作用，常用10％硫代硫酸钠10ml缓慢静脉注射，每日1次。注射过快可引起血压下降。适用于多形红斑、慢性荨麻疹及某些金属中毒等。

（六）封闭疗法

可以消除神经系统所遭受的强烈刺激，具有扩张血管的功效，改善局部血液循环，促进组织新陈代谢，改善各种原因所致的营养障碍，恢复组织的正常功能活动。根据病情可选用静脉封闭、病灶封闭、神经周围组织封闭等。注射前应做普鲁卡因皮试。静脉封闭适用于慢性荨麻疹、湿疹、银屑病、泛发性神经性皮炎、Raynaud病等。成人用0.25％普鲁卡因100～200ml，加5％葡萄糖液250ml，缓慢静脉滴入，每日1次，10天为一疗程。病灶封闭适用于皮肤局部感染、昆虫叮咬、动物咬伤等，可用0.25％普鲁卡因10～20ml，在病灶周围做环状封闭；或加入泼尼松龙混悬液，于病灶基底部浸润注射，治疗局限性神经性皮炎、局限性银屑病、结节性痒疹等。

第二节 常用外用药物治疗

外用药治疗在皮肤病的治疗中具有重要的意义，是治疗皮肤病的重要武器。外用药的作用取决于外用药物的性质和剂型。

一、外用药物的性质

（一）清洁剂

用来清除皮损处的浆液、脓液、污物、鳞屑、痂皮和残留的药物等。常用的有2％～4％硼酸溶液，1∶500醋酸铅溶液，1∶8000高锰酸钾溶液，生理盐水，植物油和液态石蜡等。

（二）保护剂

具有减少摩擦、保护皮肤和防止外来刺激的作用。常用的有植物油、氧化锌粉和滑石粉等。

（三）止痒剂

主要通过表面麻醉作用和对皮肤有清凉作用而止痒。常用的有1％～2％盐酸达克罗宁液、1％～10％樟脑、0.2％～2％薄荷、0.2％～2％石碳酸、3％～5％苯佐卡因等。

（四）抗菌剂

具有杀菌或抑菌作用。常用的有3％～4％硼酸、1％～2％龙胆紫、1∶8000高锰酸钾、0.1％～0.5％雷佛奴尔、1∶2000黄连素和1∶2000新洁尔灭等。

（五）抗真菌剂和抗寄生虫剂

具有杀灭或抑制真菌或寄生虫的作用。常用的有咪康唑霜、联苯苄唑霜、克霉唑霜及6％～12％苯甲酸、10％～30％冰醋酸、5％～10％硫磺等。

（六）外用糖皮质类固醇激素

各种糖皮质类固醇激素外用时多有明显的抗炎症作用。按其作用的强弱可大致分为低效、中效和强效三类。低效者包括0.5％～2.5％醋酸氢化可的松、0.05％～0.1％醋酸地塞米松；中效者包括0.1％曲安西龙、0.05％氟轻松；强效者包括0.05％丙酸氯倍他索、0.025％～0.05％丙酸倍氯米松等。长期使用糖皮质激素可引起局部皮肤萎缩、毛细血管扩张、痤疮等，故面部、腋下、腹股沟处及婴儿不宜长期使用。尤其是含氟的强效糖皮质激素,一般不用于面部和婴儿,更不应大面积长期外用,以免吸收而引起全身副作用。

(七) 角质促成剂

具有促进表皮正常角化的作用。常用的有1%～3%水杨酸、2%～5%焦油(如黑豆馏油、煤焦油等)、3%～5%硫磺、0.1%～0.5%蒽林等。

(八) 角质剥离剂

可以去除角质层或使角质层变薄。常用的有6%～15%水杨酸、6%～15%雷琐辛、10%～30%冰醋酸等。

(九) 腐蚀剂

用以除去肉芽组织及赘生物。常用的有30%～50%三氯醋酸、纯石碳酸、硫酸银棒等。

(十) 收敛剂

具有凝固沉淀蛋白质的作用,能使渗液减少,促进炎症消退,抑制皮质腺和汗腺分泌。常用的有1%～2%龙胆紫、0.5%～1%硝酸银、0.2%～0.5%醋酸铅、5%～10%次碳酸铋、0.5%硫酸铜或硫酸锌等。2%明矾和4%甲醛溶液可以抑制汗腺分泌,但对皮肤有刺激性。

(十一) 脱色剂

能使皮肤脱色变白。常用的有2%～5%氢醌及20%壬二酸等,两者能阻断酪氨酸或抑制酪氨酸酶合成黑色素。

(十二) 遮光剂

具有遮光防晒作用。常用的有5%～10%对氨基苯甲酸、5%二氧化钛、5%奎宁、10%氧化锌等。

二、外用药的剂型及使用方法

为了适用于不同皮损情况和不同部位,保证药物在涂擦后能发挥最高效能,外用药物制作成不同剂型。正确使用不同剂型的外用药物,也是皮肤病治疗中的重要环节。常用剂型及使用方法介绍如下:

(一) 溶液

是药物的水溶液,有散热、消炎及清洁作用,主要作湿敷用。临床上常用开放性冷湿敷,用4～6层纱布浸湿溶液以不滴水为度,紧贴皮损处或以绷带包扎。一般皮损,每日湿敷2～3次,每次约20～30分钟,经常保持纱布的潮湿及清洁。大面积湿敷要注意药物吸收中毒及预防感冒,需从低浓度开始。溶液适用于急性皮炎伴有渗液及脓性分泌物者,常用的有3%硼酸溶液、0.2%～0.5%醋酸铅溶液、1∶8000高锰酸钾溶液、0.1%利凡诺液等。

(二) 粉剂

是干燥粉末状药物,有干燥、保护及散热等作用,适用于急性或亚急性皮炎而无渗液者。把干粉直接撒在皮损处,可每日多次。不宜在糜烂有渗出的皮损部位和毛发部位使用。常用的有滑石粉、氧化锌粉、炉甘石粉和淀粉等。

(三) 洗剂

为不溶性药粉(不超过30%)与水混合而成,有收敛、消炎杀菌、保护及止痒等作用。适用于急性皮炎无渗液者。常用的有炉甘石洗剂、复方硫磺洗剂等。使用时应充分振荡,故又名振荡剂。不适用于毛发部位。

(四) 油剂

是以植物油或液体石蜡油为溶剂或以不溶性粉末溶于上述油类而制成的制剂。其作用是清洁、保护、润滑皮肤和消炎止痒等。如液体石蜡、麻油、花生油等可涂于患处，再用干棉球擦干，用以去除痂皮和污垢，或保护润滑皮肤；氧化锌油使用前应充分摇匀，用毛刷蘸少许涂于患处，适用于急性、亚急性湿疹和皮炎。有渗出时在湿敷中间可采用湿包的方法使用，即将四层纱布剪成与皮损大小相等的块，将40%氧化锌油内置于纱布上略包扎，固定即可，但应注意不宜在感染性皮损处使用。

（五）酊剂和醑剂

为药物的酒精溶液或浸液，不挥发性物质的酒精溶液称酊剂，挥发性药物的酒精溶液称醑剂。酊剂或醑剂外用于皮肤后，乙醇迅速挥发，其中溶解的药物很均匀地分布于皮肤表面，发挥其药物性能，有消炎、杀菌、止痒等作用。使用时可用棉球蘸液体后直接擦拭患处，适用于慢性皮炎和瘙痒症等。常用的有碘酊、补骨脂酊、樟脑醑等。皮肤破损处及口腔部位慎用。

（六）乳剂

为油和水经乳化而成。有油包水型乳剂（脂）和水包油型乳剂（霜）。有保护、润滑皮肤、软化痂皮和消炎等作用，适用于亚急性及慢性皮炎或瘙痒症等。常用的有皮质激素类乳剂，可直接涂擦于患处，易于清洗，或封包，提高疗效。

（七）软膏

为药物（不超过25%）与油脂基质混匀而成，有保护、润滑皮肤和软化痂皮等作用，穿透作用较乳剂强。适用于慢性湿疹、神经性皮炎等。急性或亚急性有渗出皮损不能用。使用时可用止血钳夹小块纱布直接将药物轻揉皮损处，涂层不宜太厚。

（八）糊剂

为含有25%～50%粉末成分的软膏，有保护、软化痂皮和收敛消炎等作用，适用于有轻度渗出的亚急性皮炎和湿疹等。使用前应先将皮损处原有药物擦净，然后将糊膏直接外用皮损处。皮损较厚时，可将糊膏涂在纱布上贴患处，外用绷带包扎固定。在下次用药前，用石蜡油把皮损上的残留药膏和结痂轻轻擦净。该剂型不宜在毛发处使用，如必须使用时，应将毛发剪除。常用的有氧化锌糊。

（九）硬膏

药物溶于或混合于黏着性基质中并涂布在裱褙材料如纸、布、有孔塑料薄膜上而成，有利于药物穿透皮肤吸收，适用于慢性局限性浸润肥厚性皮损。常用的有肤疾宁硬膏、氧化锌硬膏及中药硬膏等，1～2天更换一次。急性、亚急性皮炎湿疹及有糜烂渗出性皮损禁用，有毛部位不宜应用。

（十）涂膜剂

是高分子化合物成膜材料溶于有机溶媒或水中，再加入有治疗作用的药物而成。涂膜剂在皮肤上能形成薄膜，使其中的药物成分与皮肤密切接触，易被吸收，有防护、止痒和消炎等作用，适用于慢性无渗出皮损，如神经性皮炎、鸡眼、胼胝等，也用于职业性皮肤病的防护。常用的有氯氟舒松涂膜剂等。

（十一）气雾剂

是在特制容器中注入药液和压缩或液化气体，掀动阀门使药液自动以雾状喷出，均匀分布于病损处，简便清洁。通常内含抗生素或糖皮质激素，可治疗感染性或变态反应性皮肤病。

（十二）凝胶

是含有聚乙二醇、丙二醇、纤维素衍生物等物质的半固体制剂，也呈透明软膏。局部用后形成一层薄膜,感觉舒适,清洁透明。常用者如2.5%~10%过氧化苯甲酰等。

以上多种剂型均可采用封包法上药法,用于手足、四肢伸侧、腰骶部等部位的肥厚性而且一般治疗效果不理想的皮损。每晚睡觉前将药物涂在皮损上,再用保鲜膜包裹2圈,并用胶布粘好,于次日清晨打开。此方法有利于药物的吸收,应注意封包时间不宜过长。

三、外用药物的治疗原则

(一) 正确选择药物

根据病因、皮损病理表现、自觉症状、患者年龄、用药时间的长短、有无过敏或继发感染等选择或更换不同作用或不同浓度的药物。如瘙痒性皮肤病选用止痒剂;真菌性皮肤病选用抗真菌剂;化脓性皮肤病选用抗菌药物;变态反应性疾病选用糖皮质激素等;有渗出者选用收敛剂;角化不全者选用角质促成剂;角化过度者选用角质松解剂。真菌性皮肤病继发细菌感染时,应先用抗菌剂控制细菌感染,然后再用抗真菌剂。

(二) 正确选用剂型

根据皮损性质、患病部位及发病季节等,选择不同的剂型。如以红斑丘疹或水疱为主的无渗液的急性期皮损,选用洗剂或粉剂;有糜烂渗液的急性期皮损,则用溶液冷湿敷,外用氧化锌油。若炎症趋向消退,皮肤呈少量渗液的亚急性期皮损可用油剂或糊剂;如皮损无糜烂而呈干燥脱屑者,可用乳剂或软膏。对于皮肤增厚、角化、干燥、浸润和苔藓样变为特点的慢性损害,可选用乳剂、软膏、酊剂或硬膏。单纯瘙痒而无皮损者,可选酊剂、醑剂、乳剂或振荡剂。

四、外用药物治疗注意事项

1. 医务工作者必须认真负责,向患者或家属详细说明用法。

2. 外用药物浓度要适当,不同浓度的药物作用也有不同。应先用较低浓度,然后根据需要和耐受情况逐渐提高浓度,尤其是有刺激的药物。

3. 用药要考虑患者性别、年龄和患病部位,刺激强的药物不宜用于婴幼儿、妇女及面部、乳房下、外阴等。

4. 皮损面积较大者,应选用性质较弱、浓度较低的药物,或将皮损分片治疗,防止药物经皮过量吸收引起系统性副作用。

5. 用药过程中,如有刺激、过敏或中毒现象,应立即停用并做适当处理。

第三节 物理治疗

物理疗法是应用各种物理因子作用人体,以治疗或防止某些疾病的方法。物理治疗历史悠久,被广泛的应用于某些皮肤病并有非常好的效果,越来越受到医师和患者的欢迎,在皮肤科占主要位置。

一、电疗法

(一) 电解法

将连接阳极的金属板固定于敷有生理盐水纱布的正常皮肤表面,然后将连接阴极的电解针刺入病变处,通以6V/1.5mA的直流电,持续20~30秒,皮损出现灰黄色即可。

适应证：浅表赘生物、毛细血管扩张、蜘蛛痣、汗管瘤等，也可用于脱毛。

（二）电干燥和电凝固

在局麻下，电干燥采用较高电压和较低电流的高频电灼伤病变组织；而电凝固则采用较低电压和较大电流之高频电的治疗方法，作用范围和深度均较电干燥大。本方法禁用于使用心脏起搏器的患者。

适应证：疣、脂溢性角化病、化脓性肉芽肿等浅表肿物。

（三）微波治疗

微波是一种波长1mm～1m的电磁波。当微波辐射入组织内，使组织中的电解质、离子等产生高速震动，相互摩擦产生热效应。局麻后将辐射针刺入皮损内，治疗时间1～20秒左右，至皮损发白即可。其优点为无烟尘，无出血。

适应证：疣、脂溢性角化病等浅表肿物。

二、冷冻治疗

常用的是液氮或二氧化碳雪。低温可引起细胞内冰晶形成，使细胞膜破裂，并使细胞脱水、电解质浓缩，从而导致细胞中毒死亡；局部血液循环障碍；温度性休克等导致细胞坏死。冷冻还可诱导免疫反应，用于治疗恶性黑素瘤。治疗时用棉签蘸液氮后接触皮损表面，并施加适当的压力，直至局部发白，隔数十秒钟后，局部皮肤颜色恢复，称之为一个冻融周期。可根据皮损的大小和深浅，进行数个冻融周期。冷冻治疗后很快可发生红色风团样反应，1～2日后有些部位如掌跖、指趾等处常出现水疱或血疱，1～2周后干涸结痂。

适应证：疣、结节痒疹、脂溢性角化病、化脓性肉芽肿、浅表血管瘤等。

禁忌证：患有寒冷性荨麻疹、冷球蛋白血症、雷诺征等对寒冷敏感的患者禁用。

不良反应：疼痛、水疱、炎症后色素沉着或色素减退。冷冻过深，可遗留瘢痕。

三、刮匙术

刮匙术是用锐利刮匙刮除皮肤病变组织。这种方法一般不留瘢痕，是一种简单易行的治疗手段。适应寻常疣、丝状疣、脂溢性角化病以及皮肤赘生物等，病变部位最好在有骨骼支撑部位。

（一）术前准备

不同规格的刮匙（刮匙必须锐利，柄要坚硬），2.5％碘酒，酒精。消毒棉签，弯盘。

（二）操作方法

1. 局部常规消毒，必要时加局部麻醉药。
2. 用左手拇指和食指将操作区皮肤绷紧，右手持消毒刮勺沿皮损上方用力快速将疣体刮掉，将周围皮损刮干净。
3. 用消毒棉签再次消毒，如出血过多可外用纱布粘贴患处。嘱患者保持皮肤干燥。

（三）注意事项

操作中用力均匀，保护正常组织。

四、挤疣术

挤疣术是使用尖头小镊子，将疣体挤出的治疗方法，目前主要使用眼科的无齿小镊子。挤疣术适应于传染性软疣。

（一）术前准备

2.5%碘酒，酒精，消毒棉签，弯盘，无菌尖齿小镊子。

（二）操作方法

1. 局部常规消毒。

2. 用镊子将软疣小体挤出。

3. 用2.5%碘酒再次消毒。

4. 将挤出的软疣小体消毒后统一销毁，弯盘消毒备用。

（三）注意事项

将衣服、毛巾煮沸消毒，发现新皮疹马上就医。

五、局部封闭疗法

临床上有很多种封闭疗法，如静脉封闭、穴位封闭、关节腔封闭、局部封闭等，皮科常用局部封闭。封闭疗法的机制一是阻断恶性刺激，对神经有保护作用；二是使药物直接作用于皮损。

（一）适应证

肥厚性皮损，如慢性湿疹；慢性荨麻疹、斑秃、带状疱疹后遗神经痛等。

（二）术前准备

2.5%碘酒，75%酒精，普鲁卡因2ml，泼尼松龙混悬液，消毒棉签，2～5ml注射器。

（三）操作方法

1. 局部常规消毒。

2. 遵医嘱选择适量药物，先将针头刺入皮内，然后沿皮肤同一角度推进药物。

3. 带状疱疹后遗神经痛可沿神经走行注射，也可用阿是穴。

4. 拔针后按压局部。

（四）注意事项

1. 对麻药及所使用药物过敏者禁用。

2. 注射部位不宜过浅或过深，以免引起局部萎缩。

六、光疗法

（一）紫外线

常采用中波紫外线（UVB，波长290～320nm）和长波紫外线（UVA，波长320～400nm）。

1. UVB 小剂量UVB能促进血液循环，改善代谢、杀菌、止痒、镇痛，促进上皮再生和溃疡愈合等功效，而大剂量UVB则可损伤细胞DNA，抑制上皮增生。可治疗玫瑰糠疹、银屑病、斑秃、毛囊炎、疖病、带状疱疹及慢性溃疡等。近年来应用窄谱UVB（波长311nm）可提高疗效，降低不良反应。

2. UVA UVA可穿透至真皮，抑制表皮过度增生，并有免疫调节的作用。但单独应用效果有限，常与光敏剂合用。有光敏性皮肤病、红斑狼疮、活动性肺结核、白内障等患者禁忌使用。

3. 窄波紫外线（NB-UVB）疗法 是指波长311nm的中波紫外线照射。本疗法的优点是该波长紫外线照射后引起的红斑反应轻，疗效出现较快，而且无需配合口服药物。对于银屑病、白癜风有较好效果。

（二）光化学疗法（PUVA）

是指内服或外用光敏剂如 8-甲氧补骨脂素（8-MOP）后照射长波紫外线的方法。具体方法是口服 8-MOP 0.6mg/kg 2 小时后，或外用 0.1% 8-MOP 酊 1 小时后照射 UVA。从最小光毒量开始，逐渐增加照射时间，治疗期每周 3 次，维持治疗期可根据情况 1 周～1 个月照射 1 次。可抑制细胞 DNA 的合成，以及刺激表皮黑色素的形成。

适应证：银屑病、白癜风、蕈样肉芽肿、斑秃等。

禁忌证：肝、肾功能严重不全，光过敏性疾病，皮肤癌，活动性肺结核患者禁用。儿童、孕妇禁用。育龄妇女使用本法时应避孕。

不良反应：肝损害、头痛、恶心等。服药 24 小时内应避免日晒，外出时应戴墨镜。

（三）红外线

指波长 760～1500nm 间的电磁波，主要产生热效应，有扩张血管、改善局部血液循环、促进组织修复、解痉止痛等作用。用于炎症感染、溃疡、冻疮、带状疱疹及后遗神经痛等。

（四）激光

激光是一种单一波长的光，具有相干性强和高功率等特点。

传统激光主要为连续激光，常用的有 CO_2 激光和氦氖激光。CO_2 激光利用高温破坏病变组织，可治疗各种疣和体表浅表肿物，但可能遗留瘢痕。氦氖激光为弱激光，有促进炎症消退和组织修复的作用。主要治疗慢性湿疹皮炎类皮肤病、带状疱疹、斑秃和慢性溃疡等。

新型脉冲激光是近年来研制的一类先进激光。根据选择性光热理论，利用某一特定波长的激光，选择性破坏相应颜色的靶组织，而对正常的组织损害很小，很少或不留瘢痕。其中 Q 开关脉冲激光中 755nm 或 1064nm 波长激光可有效治疗太田痣，去除黑色文身、文眉等，疗效非常满意。可调脉宽染料脉冲激光中 585nm 和 532nm 波长激光可治疗鲜红斑痣、毛细血管扩张及浅表血管瘤等。

（五）光动力学治疗

是近年来发展起来的一种治疗肿瘤及增生类疾患的一种新型治疗方法。用 10% 的光敏剂前体 δ-氨基酮戊酸（ALA）溶液或霜剂外用于肿瘤组织表面 3 小时，然后用氦氖激光 100～150J/cm² 照射患处 30～40 分钟。每 2～3 周治疗 1 次。一般需治疗 2～4 次。

适应证：面部、龟头等不宜实施手术部位的浅表基底细胞癌、鳞状细胞癌等和尿道口处的尖锐湿疣。

七、放射疗法

放射线通过破坏细胞，阻止细胞分裂增生，达到治疗目的。治疗皮肤病的放射线常用 X 线、β 射线和电子束。

（一）X 射线

通过调节电压，可控制对皮肤的穿透深度，一般采用 40～140kV。必要时可用金属滤过板。主要治疗较深在的皮肤血管瘤、瘢痕疙瘩、顽固性跖疣、基底细胞癌、鳞状细胞癌、限局性皮肤淋巴瘤、腋臭症、多汗症等。

（二）β 射线

常用 ^{32}P 和 ^{90}Sr。曾广泛用于治疗鲜红斑痣，但因常引起萎缩和色素异常，现已少用。

对顽固的神经性皮炎等也可采用。

（三）电子束

通过直线加速器使高能量电子高速穿透皮肤，只要治疗皮肤恶性肿瘤。

第四节　皮肤科常用手术治疗

使用外科手术方法治疗某些皮肤病，可明显提高治疗效果，达到药物治疗所不能达到的效果。常用的手术治疗方法简介如下。

一、擦皮术或磨削术

是用一种电动磨削器或砂纸来削除体表凸起或凹陷性损害的手术方法。应用该方法时应严格按照无菌手术条件进行，给以镇静和麻醉后根据需要磨削至皮肤的表皮、真皮浅层或真皮深层，手术创面局部敷凡士林纱布，外面再包裹纱布，全身应用抗生素3~6天预防感染。术后4~5天除去外层纱布，10天左右凡士林纱布自行脱落。

适应证：痤疮或颜面播散性粟粒狼疮等遗留的瘢痕、小范围外伤或烧伤遗留的瘢痕、外伤性文身、汗孔角化、老年疣、皮肤浅表皱纹、雀斑等。

不良反应：部分患者可能遗留色素沉着、色素减退、粟丘疹、瘢痕、继发感染等。

二、切割术

是利用特制的三锋刀或五锋刀在皮损部做纵横切割，破坏局部增生的毛细血管及结缔组织。

适应证：酒渣鼻（特别是毛细血管扩张期和鼻赘期）、毛细血管扩张等。

三、腋臭手术

对于腋臭严重的患者，可采用手术方法去除局部大汗腺，根据情况采用以下三种方法：

1. 全切法，即将腋毛区的皮肤全部切除，适用于腋毛范围不宽的患者；
2. 部分切除加剥离法，即将大部分腋毛区切除，剩余部分进行真皮下分离，破坏大汗腺腺体和导管后缝合皮肤；
3. 剥离法，即沿腋窝皮纹切开皮肤3~4cm，然后将腋毛区真皮和皮下组织分离，在破坏全部大汗腺腺体和导管后缝合皮肤。本法术后遗留瘢痕小。

四、体表外科小手术

均在无菌和局麻条件下进行，并注意手术切口尽量与皮纹方向一致。术后注意保持局部的清洁干燥。

1. 脂肪瘤切除术：在肿瘤上方正中全层切开皮肤至肿瘤包膜处，用止血钳进行钝性分离，24~48小时后拔除引流条，根据手术部位和情况7~14天拆线。
2. 皮脂腺囊肿切除术：以黑头粉刺为中心，梭形切开皮肤，沿囊壁进行分离，勿将囊壁残留。充分止血，缝合皮肤。
3. 浅表肿瘤切除术：包括色素痣、基底细胞癌、鳞状细胞癌和皮肤恶性黑素瘤等。根据肿瘤的性质和浸润范围距肿瘤边缘0.3~3.0cm进行切除，必要时进行区域淋巴结清扫术。对于皮肤恶性肿瘤可采用 Mohs 显微外科的手术方法，以求在切净的前提下保留更多的正常组织。

4. 皮肤组织活检术：根据皮损的部位、性质决定取材的深度和范围，可采用手术刀或环钻进行取材。应注意避免在面部、关节活动部位取材，尽可能选取原发损害。

第七章 病毒性皮肤病

病毒性皮肤病是病毒感染所致的皮肤、黏膜病变。病毒可直接侵犯皮肤引起皮肤损害，少数可由病毒的抗原性作用引起皮肤变态反应性发疹。引起皮肤疾病常见病毒为 DNA 病毒，少数为 RNA 病毒。可将病毒性皮肤病大致分为三型：

新生物型：多由乳头多瘤空泡病毒引起，皮损以疣状增殖为主，如寻常疣、扁平疣等。

疱疹型：多由疱疹病毒与痘病毒引起，皮损以水疱为主，如单纯疱疹、带状疱疹、水痘等。

红斑发疹型：多由 RNA 病毒引起，皮损以红斑为主，此型传染性较大，如麻疹、风疹等。

第一节 单纯疱疹

单纯疱疹（herpes simplex）是由单纯疱疹病毒（herpes simplex virus，HSV）感染引起的皮肤病。中医称"热疮"。临床主要表现为皮肤及黏膜交界处成簇的水疱。

单纯疱疹病毒属于 DNA 病毒，根据抗原性质不同，将单纯疱疹病毒分 I 型（HSV－I）和 II 型（HSV－II），人是 HSV 惟一自然宿主，病毒经呼吸道、口腔、生殖器黏膜和破损皮肤处进入机体而发病。原发感染多为隐性感染，多数病例不出现临床症状。病毒潜伏在感觉神经细胞中，因 HSV－I 多在三叉神经节，皮损主要发生在口、鼻及眼部皮肤黏膜，HSV－II 多在腰骶后根神经节，HSV－II 多通过性生活传染。皮损主要发生在生殖器部位皮肤黏膜。近年认为 HSV－II 感染与宫颈癌发病有关。HSV 感染后机体不产生永久免疫力，当劳累、胃肠功能障碍、发热、月经期等因素导致机体抵抗力下降时，潜伏病毒激发而发病。

【临床表现】

（一）原发型单纯疱疹很少见，指初次感染单纯疱疹病毒后无临床症状，占 90%，为无症状的隐性感染。其中 50% 受感染者血清可检测出抗体。

（二）疱疹性口龈炎 常见于儿童，有特征的损害为舌、齿龈、颊黏膜等处出现水疱、糜烂及表浅溃疡，其上见有灰色伪膜，伴有明显疼痛。部分患者可有全身症状。

（三）复发型单纯疱疹 成人最常见，原发感染后，好发于口周、鼻孔周围皮肤及黏膜交界处。发病初期局部可有灼热、紧绷感、微痒等，继而出现红斑，密集成群的水疱，针头至小米粒大小，疱液清亮，水疱破后可见糜烂，干燥结痂（图 7-1）。病程一般 2 周左右，不治可自愈，但常在同一部位反复发作。发生在生殖器部位（HSV－II），常见于包皮、龟头及冠状沟等处（见性传播疾病章节）。

此外，临床还可见到接触性单纯疱疹、新生儿单纯疱疹、播散性单纯疱疹、单纯疱疹性脑炎等，但比较少见。

【诊断要点】

（一）皮损好发于皮肤及黏膜交界处。

(二) 红斑基础上成群小水疱，伴有灼热及紧绷感。

(三) 病程有自限性，易复发。

【治疗与预防】

治疗原则　缩短病程，防止继发感染，减少并发症和复发。

(一) 内用治疗　一般不需内用治疗，对于症状较重或发热者，可酌情选用抗病毒药及抗生素类药物，如无环鸟苷，每次0.2g，每日5次，疗程5～7天或万乃洛韦每次300mg，每日2次，连服5～7天，也可选用其他同类抗病毒药。

(二) 外用治疗　外涂抗病毒类药物，如无环鸟苷药水，喷昔洛韦软膏等。

(三) 预防复发　尽可能找诱发因素祛除，为了预防或减少复发次数，提高机体免疫力，还可选用丙种球蛋白、干扰素、左旋咪唑、转移因子等。

【护理问题】

(一) 知识缺乏：对单纯疱疹疾病过程不了解所致。

(二) 黏膜改变：与疾病好发部位有关。

【护理措施】

(一) 适当休息，避免过度疲劳，病情观察　注意皮损变化，预防并发症。配合医生进行治疗。

(二) 注意皮肤清洁，防止继发感染，如有渗出局部外用3%～4%硼酸液或1∶2000黄连素液湿敷，然后局部涂抗病毒药物，如感染可加用抗生素软膏，严重时应定期换药。

(三) 加强口腔护理，口腔黏膜有破溃时，可局部涂用口腔溃疡膏。

(四) 皮损结痂后让其自行脱落，不要强行撕脱，脱痂后酌情使用保护剂。

(五) 生殖器疱疹有糜烂者，便后应局部涂抹抗生素软膏，防止感染。

【健康教育】

(一) 向患者或家属讲解皮肤护理的重要性及加重皮肤损害的因素，并讲解本病有一定自限性，目的是解除患者思想负担，配合医护进行治疗。

(二) 注意劳逸结合，提高机体抵抗力，避免诱发因素。

(三) 对于生殖器疱疹患者，应开展性教育工作，对于孕妇发生生殖器疱疹，可能出现胎儿或新生儿的感染，预后不良，应劝其终止妊娠。

(四) 如为复发性疱疹，嘱患者尽可能在发疹后24小时内及时用药，争取早期治疗效果会更好。

第二节　带状疱疹

带状疱疹（herpes zoster）由水痘—带状疱疹病毒引起。病毒在初次感染时引起水痘，也可潜伏感染，病毒可长期潜伏在脊髓后根神经节中并不引起症状，数年后在某些因素作用下，如长期使用皮质类固醇激素、免疫抑制剂、月经期、感冒、外伤等，使抵抗力低下，均可诱发本病，使潜伏的病毒被激发，生长并繁殖，引起皮损和神经炎症。

【临床表现】

本病常见春秋季节，发病前常有前驱症状，如发热、全身不适等，同时或几天后将要出现皮损的区域有皮肤感觉过敏或皮疹及疼痛，典型损害为红斑或成簇的小米粒大小丘疹及水疱或血疱，疱壁紧张、疱液清亮，随着病程进展，水疱可混浊，严重时伴有感染，可有溃疡或坏死结痂。损害常发生身体一侧，多不超过中线，极少数皮损稍超过中线，是末梢神经部分纤维交叉至对侧所致。呈带状排列（图7-2）。常见于腰、胸及三叉神经分布区。患者有不同程度的疼痛。水疱1周左右结痂，2～4周结痂脱落。疼痛逐渐减轻或消失，少数患者可遗留带状疱疹后遗神经痛。

当三叉神经眼支受损时，可伴有角膜或结膜炎，症状严重时可导致失明。当病毒侵犯面及听神经时，可伴有面瘫或耳聋，称Ramsey-Hunt综合征。

【诊断要点】
（一）单侧、带状分布的红斑、群集的丘疱疹或水疱。
（二）不同程度的疼痛。
（三）病程有自限性。

【治疗与预防】治疗原则为抗病毒、消炎、止痛。

（一）内用治疗

1. 抗病毒药物　应尽早用，一般主张发疹后72小时内应用效果最好，如无环鸟苷，每次0.2g，每日5次，或泛昔洛韦，每次0.3g，每日3次，疗程5～7天，同类药物也可静脉注射。如无环鸟苷，每次0.5g，每日2次，缓慢滴注（1小时以上）。病情严重者还可配合应用干扰素、丙种球蛋白等。

2. 止痛药物　如去痛片、消炎痛等，睡前可给予镇静剂。

3. 维生素B_1和B_{12}肌注或口服有助于神经损害的恢复。

4. 对比较严重者，如无激素副作用，也可短期使用。

5. 中医治疗　原则为清热、利湿、活血、止痛。如龙胆泻肝丸。

（二）外用治疗

1. 早期可用收敛性药物炉甘石洗剂、雷锌膏等，如有感染可用含抗生素的软膏，如百多邦。

2. 有眼损害者应滴疱疹净眼药水或无环鸟苷眼药膏，必要时请眼科会诊协同处理。

（三）理疗　紫外线、红外线或超短波等，可消炎止痛，促进皮损结痂，缩短病程，缓解疼痛等作用。

【护理问题】
（一）疼痛：病毒累及局部神经节及相应神经节段的皮肤所致。
（二）感染的危险：疱疹形成水疱破溃所致。
（三）睡眠形态紊乱：由于疼痛、环境改变所致。

【护理措施】
（一）嘱患者适当休息，重症者应住院治疗。由于本病多数有疼痛，应向患者做好解释工作，分散注意力，解除思想负担或恐惧感，配合医生积极治疗。

（二）注意皮损变化、病情发展及并发症等情况，对带状疱疹后遗神经痛者应予以重视，必要时可用镇痛剂。

（三）保持皮肤清洁，防止继发感染。如有皮损坏死，应在早期清除坏死组织，若有感染时可用1:2000黄连素液湿敷，外涂抗生素药膏，皮损结痂后让其自行脱落，不要强行撕脱，脱痂后酌情使用保护剂。

（四）如早期出现鼻尖、鼻侧小水疱，提示三叉神经眼支的鼻分支被侵犯。在三叉神经眼支受损时，应警惕发生角膜受损，引起溃疡性角膜炎，导致失明。应按时涂药，注意眼部护理。

（五）皮肤损害如为出血性、坏疽性或全身泛发，表明机体抵抗力下降，可能伴有潜在性恶性疾病，应及时告知医生。

（六）如出现头痛、恶心、呕吐、惊厥、感觉障碍、共济失调等神经症状，有发生脑膜脑炎的可能，应引起高度重视。

（七）配合医师做好物理治疗。

【健康教育】

（一）加强锻炼，提高机体抵抗力，避免诱发因素。

（二）加强心理护理，消除患者思想顾虑。向患者解释本病具有自限性，其损害沿神经呈节段分布，一般不会危及生命，并多数不会再复发。

（三）嘱患者应配合医生规范治疗，对于留有带状疱疹后遗神经痛的患者多做解释工作，随着时间推移，疼痛会逐渐减轻至消失。

第三节 水 痘

水痘（varicella）是由水痘—带状疱疹病毒引起的一种传染病。好发于儿童，偶见成年人。经飞沫或直接接触疱液而传染，可造成流行。感染后可获得终身免疫。

【临床表现】潜伏期2周左右，出疹前先有发热、全身不适。皮疹先发于躯干，逐渐波及头面部及四肢，呈向心性分布，皮疹为同时存在的不同阶段的红色丘疹、丘疱疹及水疱，疱壁薄而易破，疱液清晰，其周围有红晕，病程2～3周，一般不留瘢痕。如果继发感染，脱痂后可留有瘢痕。口腔及外阴部黏膜常受累。可有轻微痒。

【诊断要点】

（一）多有与疱疹病毒的接触史，并有前驱症状。

（二）损害为丘疱疹或水疱，周围有红晕。

（三）常见于头面部、躯干及口腔黏膜。

【治疗与预防】

治疗原则　抗病毒、防止继发感染。

（一）内用治疗

1. 局部处理为主。严重者可口服抗病毒药物，同带状疱疹治疗，如有感染同时服用抗生素。

2. 如有痒感可服用抗组胺类药物。

（二）外用治疗

1. 收敛、止痒药物，如炉甘石洗剂、2%龙胆紫等。

2. 抗病毒药物，如喷昔洛韦软膏、0.1%疱疹净眼药水等。

【护理问题】

（一）感染的可能：机体抵抗力下降或搔抓患处皮损所致。

（二）有传染的可能：病毒具有传染性。

（三）焦虑：担心预后留有瘢痕。

【护理措施】

（一）避免传染他人，加强与周围人群的隔离至皮疹完全结痂。

（二）注意皮损清洁，防止继发感染。口腔黏膜受损可用多贝尔漱口液或生理盐水加碳酸氢钠液漱口，如有全身感染时口服或外用抗生素类药物。

（三）注意避免搔抓，以免引起继发感染，留有瘢痕。

（四）患者的被服和用具可采用紫外线照射、通风、日晒及煮沸等方法消毒。

【健康教育】

（一）增强体质，对于怀疑或诊断水痘者，争取早发现，早隔离，避免传染他人。

（二）注意不要搔抓，待疱疹结痂后自行脱落，防止局部感染，如未出现感染，一般不会遗留瘢痕。

（三）嘱患者多饮水、进食清淡饮食，注意休息。

第四节 疣

疣为乳头多瘤病毒感染，属于DNA病毒。分为三组，即乳头瘤病毒、多瘤病毒和空泡病毒。其中乳头瘤病毒临床上产生表皮新生物，即疣状损害，常见有寻常疣、扁平疣及尖锐湿疣（尖锐湿疣在性病章节介绍）等。

【临床表现】

（一）寻常疣（warts）　俗称"刺猴"，损害初期为米粒大小丘疹，数日后逐渐增大至黄豆大，表面粗糙不平，顶端刺状，触之坚硬，呈灰褐色或皮肤色（图7-3）。多为单发，也可多发。皮损好发手指、手背及甲周等。寻常疣发生在足底者称"趾疣"，发生在甲周称"甲周疣"。发生在眼睑或颈部多呈柔软丝状又称"丝状疣"。

（二）扁平疣（verruca plana）　皮损为米粒大小扁平丘疹，正常皮肤色或淡褐色。表面光滑，数目多少不一，散在或串珠样排列（图7-4）。皮损可自然消退，也可持续数年。常见面部及手背等。好发于青少年。

【诊断要点】

（一）寻常疣为质地坚硬的刺状丘疹，常见在暴露部位。

（二）扁平疣为皮色或淡褐色扁平丘疹，常见面部及手背，青少年多见。

（三）疣一般都无自觉症状，少数人有轻微痒感。

【治疗与预防】　治疗原则　疣是一种良性新生物，可自行消退，所以多采用局部治疗为主。

（一）寻常疣　冷冻或激光常为首选治疗。对于小的损害可直接刮除。

（二）扁平疣　根据数目多少采用不同手段，数目少者，也可采用冷冻或激光治疗，数目多者可局部用抗病毒类或角质剥脱药物，如酞丁胺擦剂、0.025%～0.1%维甲酸制剂等。

（三）对于数目较多或经久不愈者可选用内用治疗。常用药物有：聚肌胞注射液，每次2ml，隔日1次。左旋咪唑50mg，每日3次，每周3天，连服2～3个月。

多发的扁平疣患者还可配合中药，口服和外用。

【护理问题】

（一）知识缺乏：对本病知识缺乏了解。

（二）皮肤完整性受损：由于感染或破溃所致。

（三）焦虑：由于面部皮损影响美容。

【护理措施】

（一）向患者做好解释工作，增加患者的治疗信心，疣具有一定的自限性，可在1～2年内自行消退。采用暗示疗法，可提高治愈率。

（二）护理人员应掌握各种治疗方法、操作技能，做好术前准备工作。对趾疣冷冻时，最好先用热水浸泡疣，使其软化，有利于冰晶结成，提高疗效。

（三）采用激光或电灼法治疗寻常疣后，应嘱患者避免患处接触水，以防感染。

（四）患有跖疣嘱患者穿舒适、透气的鞋，防止脚汗过多，为了减少压迫，可以将与疣相对应处的鞋底衬垫挖一个较疣略大的圆洞。

（五）由于扁平疣好发于面部、手背等暴露部位，在治疗与护理中要避免使用腐蚀性方法。

【健康教育】

（一）疣有自限性，可在1～2年内自行消退。嘱患者不要恐惧，不要乱用药物，应到正规医院治疗。

（二）嘱患者避免搔抓，以免因自身接种而致皮损泛发。对于治疗后患者，注意局部清洁，防止继发感染。

第五节　传染性软疣

传染性软疣（Molluscum contagiosum）俗称"水瘊子"，是由痘病毒中的传染性软疣病毒所引起。系直接接触传染，也可通过共用搓澡巾间接传染。

【临床表现】

多见于儿童及中青年女性。典型损害为米粒至绿豆大半球形丘疹，正常皮肤色，表面有蜡样光泽，典型皮损中央有脐窝（图7-5）。可挤出乳白色乳酪样物质，即软疣小体。损害数目多少不定，一般为散在分布，自觉微痒。可因搔抓易继发细菌感染，造成局部红肿化脓。好发于躯干、颈部等处。

【诊断要点】

（一）损害为半球形、光滑丘疹，顶部有脐窝。

（二）好发躯干及颈部。

（三）常见儿童及中青年。

【治疗与预防】

治疗原则　本病以除去软疣小体为原则。消毒后可用小镊子或弯止血钳将软疣小体夹破挤出，压迫止血，然后涂2%碘酒。如有感染可酌情选用抗生素。

【护理问题】

（一）瘙痒：由于疾病本身症状所致。

（二）有感染的可能：因搔抓继发感染。

（三）具有传染性：与本病直接接触传染或间接传染有关。

【护理措施】

（一）嘱患者早期发现，早期祛除软疣小体，阻断传染源。

（二）做好解释工作，挤疣会有疼痛及出血，但却是治疗本病既简单又有效的方法。

（三）避免搔抓，防止继发感染。

【健康教育】

(一) 慎用搓澡巾，并不和他人共用洗浴用具。

(二) 向患者解释本病多为自身传染，不易传给他人，消除不必要的恐惧。

(三) 注意个人卫生，勤洗澡、更衣，晾晒被褥。集体生活应单独使用洗浴用具，注意晾晒消毒衣物，内衣和毛巾应充分煮烫消毒；幼儿园患儿应隔离，禁止使用公共浴巾。

第八章 细菌性皮肤病

细菌性皮肤病包括葡萄球菌、链球菌及杆菌等引起的一组皮肤病。临床上球菌感染是很常见的，如脓疱疮、毛囊炎、疖肿等，其次为链球菌，如丹毒，杆菌感染相对少见，如麻风、皮肤结核病等。本章主要介绍球菌性皮肤病。球菌性皮肤病最主要的致病菌是金黄色葡萄球菌和溶血性链球菌。

第一节 脓疱疮

脓疱疮（Impetigo）俗称"黄水疮"是一种常见的感染性皮肤病，主要由凝固酶阳性金黄色葡萄球菌，少数为白葡萄球菌和链球菌混合感染引起。外界环境条件如高温、潮湿等均可为细菌在皮肤繁殖提供感染机会。本病为接触传染，并具有较强传染性。

【临床表现】

皮损初期为红斑点或米粒至黄豆大丘疹或水疱，迅速变为脓疱，也可开始就为脓疱，很有特征的脓疱可以见到上部分疱液清澈，而下部分疱液混浊，两部分之间似半月形。疱壁薄而松弛，易破溃，破后露出红色糜烂面，脓液干涸后形成蜜黄色结痂，周围绕有红晕。皮损可向周围扩展，并相互融合（图8-1）。好发于暴露部位，如面部、口周、鼻孔周围及四肢。自觉瘙痒或轻微疼痛。

【诊断要点】

（一）初起为红斑或丘疹，迅速发展薄壁的脓疱，易破形成糜烂面，表面有蜜黄色结痂。

（二）多见儿童。

（三）好发面部，鼻、口周围。

（四）可伴有损害近区淋巴结肿大。实验室检查白细胞总数可增高。

（五）有接触传染和自身接种的特点。

【治疗与预防】

局部治疗为主，原则为消炎、杀菌、干燥、收敛、防止炎症扩散。

（一）先用1∶2000黄连素液或1∶5000高锰酸钾液清洗患部。然后外用百多邦软膏、红霉素软膏等，也可外用2%龙胆紫溶液。

（二）皮损面积大或有全身症状者，可选用内用药物，如红霉素、青霉素等，必要时根据药敏试验结果选用敏感性高的抗生素。对重症患儿应加强支持疗法。

（三）注意皮肤清洁卫生，隔离患者，防止接触传染。已污染的衣服用具等，进行消毒处理。

【护理问题】

（一）有传染的危险：疾病本身具有传染性。

（二）感染的可能：搔抓引起。

（三）皮肤完整性受损：与脓疱破溃有关。

【护理措施】

（一）该病为接触传染性皮肤病，应做好消毒隔离工作，有条件者可在单人房间就诊，医护人员进行诊治、护理时均应穿隔离衣，戴手套，处理完毕应及时更换。污染敷料进行统一回收，焚烧处理，被服、衣物等应灭菌后再清洗，换药器械应用10‰～20‰清洗消毒剂浸泡消毒。房间用过氧乙酸消毒。

（二）创面护理：脓疱未破，可先用安尔碘消毒局部皮肤，再用无菌剪刀或针头挑破疱壁吸干脓液及皮损渗出液，剪除脓疱壁，再行换药。遇有厚痂应先用灭菌植物油浸软后除净。注意口腔及眼部清洁。

（三）重症患者密切观察病情变化。换药时应同时检查全身，有无其他皮损，不可遗漏。

（四）嘱患者注意个人卫生，避免搔抓，防止传染或继发感染。

（五）加强锻炼，提高抗病能力。新生儿脓疱疮应加强特护，室内定期通风，注意保暖，紫外线照射消毒，注意遮盖患儿眼部。患儿用物均应消毒。注意对新生儿加强保护性隔离。

（六）紫外线、红外线、超短波、氦氖激光均可促进溃疡愈合，操作时注意无菌原则。

【健康教育】

（一）注意皮肤卫生，早发现，早就诊，早隔离。

（二）嘱患者避免搔抓皮损处，较小患儿应加强约束，防止感染。

（三）对患者使用过的毛巾等用物应予消毒。

（四）患病期间不和他人密切接触、不共用洗浴用具等。

第二节　毛囊炎、疖和痈

毛囊炎、疖和痈是一组由细菌感染毛囊及周围组织引起的疾病。毛囊炎是单纯毛囊的炎症。疖为毛囊周围的炎症，位置深并较毛囊炎重。痈是多个相邻毛囊深部感染。最常见致病菌为金黄色葡萄球菌，不卫生，高温环境工作，免疫功能低下及糖尿病等常可诱发本病。

【临床表现】

毛囊炎（Folliculitis）（图8-2）　初起为与毛囊一致的红色丘疹，逐渐形成脓疱，周围可有红晕，数目多少不一，相互不融合，一周左右愈合，愈后不留瘢痕。常见头、面部、胡须、外阴等处。可有轻微疼痛或瘙痒。

疖与疖病（Furuncle and furunculosis）　主要是葡萄球菌侵入毛囊引起的急性化脓性毛囊炎和毛囊周围炎。早期为毛囊炎性损害，逐渐向周围扩展形成硬结，局部可有红、肿、热、痛感，中心有脓栓。多个损害反复发作称"疖病"。严重时可伴有全身症状，好发面、颈、臀部。发生在口、鼻周围的损害，一般症状比较重，自觉疼痛。

痈（Carbuncle）　比较少见，初期为弥漫性肿块，表面发亮，损害很快向周围及深部发展，中心有多个脓点，呈蜂窝状。通常伴有全身症状。好发颈项、背部等处。（图8-3）

【实验室检查】

血中白细胞总数增高，以嗜中性粒细胞为主，严重者可有中毒颗粒或核左移。

【诊断要点】

（一）毛囊炎为毛囊性丘疹，中央有小脓疱，炎症较浅表，浸润不深。

（二）疖肿　为炎症浸润较深而大，单发或多发，局部红、肿、热、痛明显，中央有脓栓。

（三）痈为炎性浸润范围更深更广泛，表面有多个脓栓，全身症状重。

【治疗与预防】

（一）内用治疗　适应反复发作的毛囊炎或严重疖肿和痈。如青霉素，每日 80~240 万单位，注射或静脉滴注。也可选用广谱抗生素，如头孢类、红霉素等口服或注射。有条件时最好做脓培养，根据药物敏感试验结果选用有效抗生素。

（二）外用治疗　适应一般毛囊炎或早期疖肿。常用药物有 2.5％碘酒、红霉素软膏、莫匹罗星软膏等。

（三）物理疗法　对于早期疖肿和痈有较好作用，如紫外线、超短波等。

（四）对于用药物不能控制的疖肿和痈应进行切开引流。

（五）对于反复发作的患者，应积极寻找诱发因素，同时注意皮肤清洁，提高机体抵抗力。

【护理问题】

（一）感染的危险：挤捏患部引起。

（二）发热：由于感染引起。

（三）潜在并发症：免疫功能低下所致。

【护理措施】

（一）注意清洁皮肤，避免搔抓，观察皮损发展及全身症状，对于患有其他皮肤病患者应积极治疗，防止感染。

（二）皮损初期可冷湿敷或外敷鱼石脂软膏。病变后期可切开排脓，保持脓液引流通畅，排脓时禁忌从中心挤压，应从周边轻轻向破溃处缓压排脓，中心坏死组织应剪除，有空腔者应放置引流条。每次换药时将局部分泌物及痂皮去除。

（三）体温高热患者，及时给予降温处理，加强清洁换药，辅助物理治疗。

（四）避免或减少局部摩擦，头颈部毛囊炎和疖肿患者，睡眠时应尽量减少压迫和摩擦。换药前应先剪去头发，局部清洁后再换药。

（五）鼻翼两侧及上唇部皮损禁忌挤压，防止继发感染，导致颅内感染。

（六）注意饮食习惯，忌饮酒，少食辛辣刺激性食物及甜食。

（七）对慢性复发性患者，要寻找病因，考虑是否有慢性病灶，如贫血、糖尿病等，应做好相应治疗及护理。

【健康教育】

（一）注意皮肤卫生，勤洗澡，勤换内衣，加强锻炼，提高机体抵抗力。

（二）对于患有慢性疾病，如糖尿病、长期服用皮质类固醇激素或免疫抑制剂者，应给予高度重视，加强营养，合理膳食，改善全身状况。

第三节　丹　毒

丹毒（erysipelas）系由 β 溶血性链球菌感染所致的急性皮肤炎症。病原菌大多数通过皮肤和黏膜的微小损伤后侵入组织引起感染。如病菌从鼻、咽、耳等处侵入导致面部丹毒。足癣、小腿湿疹或外伤，可诱发下肢丹毒。病原菌可潜伏于淋巴管内，当机体抵抗力低下时引起复发。

【临床表现】

多数起病急，患者常有感染病灶，如足癣、皮肤皲裂或有抠鼻子病史。发病前常有全身不适、高热、头痛、寒战、恶心等先驱症状，数小时后局部出现鲜红色水肿性斑，境界清楚，表面紧张发亮，严重时可伴水疱或血疱，迅速向周围扩大，明显压痛（图 8-4）。患处皮温增高，部分患者有近卫淋巴结肿大。好发于面部、小腿、足背等处，多为单发。若于某处多次复发者称"复发性丹毒"。反复发作，使局部淋巴管受阻，遗留慢性淋巴水肿。

【诊断要点】

（一）发病急、损害为境界清楚的水肿性红斑，并有热、痛。

（二）常见于面部、小腿及足背。

（三）可有全身症状。

【实验室检查】

白细胞总数及中性粒细胞增高。

【治疗与预防】

治疗原则为杀菌消炎，解除全身症状，防止复发。

（一）内用治疗　首选大剂量青霉素，480万～800万 U/d 静脉滴注。过敏者可用红霉素 1～1.5g/d 静滴，或选用环丙氟哌酸，每次 0.2g，每日 2 次静滴。一般疗程为 10～14 天，皮损消退后再继续用药数日，对于高热、全身症状明显者应以对症处理。

（二）外用治疗　有水疱破溃者可用 1∶2000 黄连素溶液或 0.5% 呋喃西林液湿敷。外用抗生素软膏，如百多邦、达维邦等。

（三）清除局部病灶，如治疗足癣，下肢损害应抬高患肢。

（四）物理疗法　可用紫外线照射，超短波、红外线及音频电疗等。

【护理问题】

（一）体温过高：炎症反应，细菌通过皮肤、黏膜侵入组织引起感染所致。

（二）感染的危险：皮肤水肿、水疱破溃引起。

（三）疼痛：局部炎症反应所致。

（四）活动无耐力：与疼痛使患者无法活动有关。

【护理措施】

（一）减轻患者心理负担，护理人员应安慰、鼓励患者，使患者情绪稳定，积极配合治疗。

（二）加强对高热患者的体温监测，体温超过 38.5℃ 时应及时给予降温处理。有全身症状者进行对症处理，嘱患者注意卧床休息，加强支持疗法。

（三）分散患者对疼痛的注意力，疼痛严重者，可遵医嘱给予镇痛药。

（四）对症状严重患者应密切观察病情发展，防止出现败血症。

（五）注意局部皮损清洁，有水疱破溃者可用 1∶2000 黄连素溶液或 0.5% 呋喃西林液湿敷，如出现大疱，可先用无菌注射器抽吸疱液，然后外涂抗生素药膏。

（六）避免局部压迫受累，小腿部丹毒可抬高患肢；若颜面部丹毒应取半卧位，患处朝上。

（七）颜面部丹毒，注意清洁口腔、鼻腔及外耳道，可给予漱口液、洗鼻剂、滴耳剂等药物进行局部治疗护理。

（八）提醒患者讲究卫生，保持皮肤清洁，避免搔抓，小腿部丹毒注意足癣的治疗与护理，防止局部继发感染。

【健康教育】

（一）注意加强锻炼，增加机体抵抗力。

（二）向患者宣传疾病知识，消除患者心理负担，积极配合治疗。

（三）嘱患者避免搔抓患处，防止出现继发感染。

第四节　皮肤结核

皮肤结核（tuberculosis cutis）是由结核杆菌侵犯皮肤引起的感染。病程缓慢，可迁延数年至数十年，常伴发内脏其他器官结核，其中以肺结核较为常见。皮肤结核多由人型结核杆菌引起，少数为牛型结核杆菌引起。结核杆菌通过皮肤和黏膜轻微损伤处直接感染，也可由血型或邻近组织病灶直接播散到皮肤。机体感染后是否发病与患者营养状态、免疫功能、侵入细菌数量多少及毒力强弱有关。

【临床表现】

（一）寻常性狼疮（lupus vulgaris）是最常见的类型（图8-5）。可由邻近组织的结核病灶蔓延至皮肤或因淋巴引流及血源感染所致，少数由外界侵入。损害初起为粟粒至豌豆大褐红色的柔软小结节，逐渐增大增多，相互融合成块。用玻片压时可呈褐黄色或苹果酱色，为诊断特征之一。结节可破溃，形成浅表性溃疡，基底有少数脓液，溃疡愈后留有萎缩性瘢痕，以后在瘢痕上又出现新的结节，再破溃形成溃疡。本病易侵颜面，以及颊部、鼻翼等处，发生在面部可毁容。本型多见于儿童及青年。一般无自觉症状。

（二）疣状皮肤结核（tuberculosis cutis verrucosa）常为结核杆菌直接感染皮肤所致，医护人员接触患者的痰液或为患有结核的患者手术，发病常于手指或手背部位，皮损初起为黄豆大暗红色小结节，质硬，基底部有明显浸润，表面疣状增生，并逐渐融合成斑块，并向周围扩展，形成中央萎缩性瘢痕，边缘隆起，周围有红晕，呈"三廓现象"。病程慢性，多见于手背、臀部及小腿等暴露部位。

（三）丘疹坏死性结核疹（papulonecrotic tuberculid）多为体内结核杆菌经血行播散至皮肤。损害为紫红色或红褐色丘疹，粟粒至绿豆大小，数目不一，多数损害中心可见坏死，愈后留有萎缩性瘢痕。常见四肢伸侧，尤其在关节部位。好发于青年人，一般无自觉症状。

【组织病理】

皮肤结核的组织病理为多数典型的结核结节，即真皮可见上皮样细胞结节，中心有或无干酪样坏死，外层见炎性细胞。

【实验室检查】

（一）结核菌纯蛋白衍生物（PPD）试验，用来测定对结核菌的免疫力，阳性说明曾有过结核菌感染，强阳性才说明体内可能有活动性结核病灶。

（二）胸部X线检查有无肺结核。

【诊断要点】

（一）寻常狼疮　皮损为豌豆大小结节，玻片压诊呈"苹果酱色"。常见面部及四肢。

（二）疣状皮肤结核　损害为结节或斑块，呈疣状增生。常见手足背及臀部。

（三）丘疹坏死性结核疹　对称分布的红褐色丘疹，常伴有中心坏死，愈后有萎缩性瘢痕。

（四）结合组织病理及相关检查。

【治疗与预防】 早期、足量、规则及联合应用抗结核药，疗程需半年左右。

（一）内用治疗 常用抗结核药，如异烟肼：成人300mg/d。适应各种结核。乙胺丁醇：750mg/d；也可用其他抗结核药。严重病例可采用2～3种药物联合治疗，服药时间应不少于6个月。

（二）寻找并积极治疗系统结核，注意预防接种卡介苗，防止外伤。

【护理问题】

（一）焦虑：病程缓慢，对治疗缺乏信心所致。

（二）知识缺乏：缺乏对该病的了解。

（三）自我形象改变：病变侵及面部造成毁容所致。

（四）有感染的危险：机体抵抗力下降所致。

【护理措施】

（一）向患者讲解疾病知识，鼓励患者积极配合治疗，树立战胜疾病的信心。

（二）对于伴有肺结核的患者应严格实行隔离措施。

（三）由于该病病程长，护士应鼓励患者坚持治疗，服药要规则，注意观察用药后的不良反应。

（四）发生于颜面部病变者，由于影响美容，护士应做好解释工作，取得患者积极配合治疗。

（五）加强营养，进食高热量、高蛋白饮食，增加机体抵抗力。

（六）注意保护皮肤，防止发生皮肤外伤。

【健康教育】

（一）向患者宣传结核病的防治，对于伴有肺结核者应积极治疗并加强隔离。

（二）预防接种卡介苗，告知患者定期体检，对传染性结核患者应及早发现，及早隔离，及早治疗。

（三）增强机体抵抗力，加强锻炼，生活要有规律，注意从饮食方面摄取营养。

（四）做认真细致的宣教工作，做好心理护理，使患者正确客观认识该病。

第五节 麻 风

麻风（Leprosy）是麻风杆菌引起的一种慢性传染病。主要侵犯皮肤、黏膜、周围神经及内脏。皮肤和黏膜是麻风杆菌进入体内的主要途径。但是否发病还要取决于自身抵抗力。传染方式必须具备传染源、传染途径和易感人群三个基本环节。

【临床表现】

根据皮损特点、细菌学检查和组织病理等将本病分为结核样型、界限类偏结核样型、中间界限类、界限类和瘤型，本节介绍典型的结核样型和瘤型。

（一）结核样型麻风 皮肤损害可见斑疹、斑块，淡红色或轻微色素减退，境界清楚，边缘隆起，表面干燥有鳞屑，数目较少，不对称，有明显感觉障碍及毳毛脱落（图8-6）。单侧周围神经，如耳大、尺神经等受累。好发面部、肩部及四肢。查菌阴性，麻风菌素试验阳性。

（二）瘤型麻风 皮损为浸润性结节和斑块，边缘清楚，红黄色或棕红色，分布广泛，眉毛脱落，典型为"狮面"外观。神经对称受累，粗大，晚期出现畸形或残疾。可有内脏受损，查菌强阳性，结核菌素试验阴性。

【组织病理】 基本表现为肉芽肿，真皮血管及神经周围有淋巴细胞，瘤型麻风表皮与真皮间有一浸润带，真皮可见致密的泡沫细胞。

【实验室检查】

（一）细菌学检查 抗酸染色阳性。主要用于麻风的诊断、分型及疗效判断。

（二）麻风菌素试验阳性 对于分类及预后判断有重要意义。

【诊断要点】

（一）经久不退的斑疹、斑块，边缘清楚。

（二）有感觉障碍和闭汗。

（三）周围神经粗大。

（四）结核型：麻风菌素试验阳性，麻风查菌阴性。

（五）瘤型：麻风菌素试验阴性，麻风查菌强阳性。

（六）组织病理 肉芽肿样损害。

【治疗与预防】

治疗原则为早期、及时、足量、足程规则治疗。一般采用联合化疗。

（一）多菌型（中间界限类、界限类偏瘤型、瘤型）

利福平 600mg，每月 1 次，氯苯吩嗪 300mg，每月 1 次，氨苯砜 100mg/d，连服 2 年，或直至皮肤查菌阴性。

（二）少菌型（结核样型、界限类偏结核样型）

利福平 600mg，每月 1 次，氨苯砜 100mg/d，连服半年。

（三）普及麻风防病知识，对密切接触者定期查体。

【护理问题】

（一）知识缺乏：缺乏对该病的认识及对病程的了解。

（二）自我形象改变：疾病发展，晚期可形成畸形和残废。

（三）焦虑、绝望：对疾病预后担忧，丧失信心。

（四）预感性悲哀：与预后丧失活动能力有关。

（五）社交孤立：健康状况的改变，不能被他人理解接受。

（六）具有传染性：与传染源通过皮肤、黏膜传染有关。

【护理措施】

（一）麻风是一种慢性传染病，治疗时间长，容易造成残废和畸形，医务人员应鼓励患者坚持治疗，树立信心。未确诊时应随访观察，慎重对待。

（二）对传染性麻风患者应隔离管理，应在麻风病院或麻风村及时治疗，多菌型患者所用的衣物用具要严格消毒，防止传播。

（三）医务人员严格遵守操作规程，注意消毒隔离，为患者治疗护理时戴帽子、口罩、手套，特别是做麻风杆菌检查和组织病理检查时，操作后注意用物灭菌处理。

（四）诊治过程中密切观察麻风反应、并发症、药物不良反应，每 2 周查一次血尿常规，每月查 1 次血沉，及时了解病情进展，并做相应处理。患者有严重神经精神症状时，应加强保护性措施，防止发生意外。

（五）如发生皮肤糜烂溃疡，应去净溃疡内坏死组织，保持创面清洁，防止混合感染，污染敷料进行焚烧。

（六）注意对面神经瘫痪者进行眼部护理；感觉障碍、肢体麻木者注意保暖，避免烫伤、冻伤或压伤；手足畸形者嘱患者多做主动或被动锻炼，防止关节强直和肌肉萎缩。

（七）建立麻风病防治网，普及知识，开展流行病调查，及早发现，早期治疗。

【健康教育】

（一）教育患者及家属消除对麻风病的恐惧心理，反对歧视行为。

（二）耐心向患者宣传有关麻风病防治的科学知识，解除思想顾虑，使患者积极配合治疗，对一般麻风患者应鼓励其积极参加力所能及的生产劳动，增强体质，战胜疾病。

（三）嘱患者应遵医嘱按时、足量、规则治疗，并定期复查。

（四）对于有密切接触者应定期体检。

（五）患者要加强营养，生活规律，禁止饮酒，居住环境要空气新鲜，保持干燥，阳光充足。

第九章 真菌性皮肤病

真菌病是由致病性真菌引起的。侵犯表皮角质层、毛发、指（趾）甲的真菌称为浅部真菌，占真菌病的90%以上，侵犯皮肤黏膜深层、内脏、脑及骨骼的真菌称深部真菌，发病虽较少，但对人体的危害较大。

第一节 头 癣

头癣（tinea capitis）是皮肤癣菌感染了头部和毛发所致。可分为黄癣、白癣、黑癣三种。头癣主要通过与患者或患病的动物，如狗、猫密切接触而传染，理发、儿童集体居住亦可通过帽子、头巾、枕巾等间接传染。

【临床表现】

（一）黄癣 俗称"秃疮"。初起时红色小丘疹，继之出现黄痂紧粘在毛囊口周围，有特殊臭味。黄癣处的毛发干，失去光泽，容易脱落及拔掉，很少折断，常因搔抓而继发感染，形成脓肿及附近淋巴结肿大疼痛。

（二）白癣 主要由小孢子菌引起。早期为圆形或卵圆形灰白色鳞屑性斑片，边缘清楚，病发一般距头皮2～4mm折断，外围绕以白色的菌鞘。多见于儿童，到青春期可以自愈，一般不形成永久性秃疤。（图9-1）

（三）黑点癣 主要由紫色毛癣菌和断发癣菌引起。患处为指甲大小鳞屑性斑片，炎症反应明显，病发出头皮即折断，留下残发在毛囊口，看似黑点，所以有黑点癣之称。本病多见于儿童。

【实验室检查】

（一）真菌镜检 黄癣病发内可见发内菌丝和关节孢子；白癣病发外可见围绕毛发排列的小孢子；黑点癣病发可见发内链状排列稍大的孢子。

（二）滤过紫外线（Wood灯）检查 黄癣呈暗绿色荧光，白癣呈亮绿色荧光，黑点癣无荧光。

（三）真菌培养 有条件时最好做培养，进一步判断致病菌种。

【诊断要点】

（一）好发儿童，常有接触史，人与人或人与动物。

（二）头皮见灰白色鳞屑斑片或黄癣痂，伴有断发。

（三）真菌检查阳性。

【治疗与预防】

多采用内用与外用综合治疗。

（一）内用药物 ①灰黄霉素 儿童15～20mg/(kg·d)，分2～3次口服，疗程3～4周。②伊曲康唑，儿童3～5mg/(kg·d)，疗程2～4周。服药3周后复查真菌镜检，以后每2周复查一次，连续3次阴性后才可认为痊愈。

（二）理发与擦药 患者尽可能把全部头发剪除，晚上用热水或硫磺皂洗头，外用

2.5%碘酒，早上用抗真菌药膏，如2%咪康唑霜、头癣软膏等。连续1～2个月。

（三）消毒　患者使用过的物品，如毛巾、枕巾和帽子等都应煮沸消毒。

（四）如发现患者住在集体单位，应对患儿采取一定隔离措施，防止较大范围传染。

【护理问题】

（一）瘙痒：疾病本身引起。

（二）感染的可能：由于搔抓患处引起继发感染。

（三）传染的危险：疾病本身具有传染性。

【护理措施】

（一）加强与患儿的沟通，取得患儿的信任，使其积极配合治疗。

（二）为充分治疗，应将患儿头发全部剔除，并将剔除的病发烧毁。尽量做到"五字"疗法，即服、擦、洗、剃、消。按时按量服药；每日擦药；每天温水洗头；治疗期间经常剃头；患儿枕巾等用物应经常消毒。

（三）注意加强与健康患者的隔离或采取保护性隔离措施。

（四）合理选择用药，服药期间注意观察药物不良反应。

（五）避免搔抓，较小患儿应加强约束，以免引起继发感染。

（六）督促家长定期带患儿复查，并坚持治疗，防止瘢痕形成。

【健康教育】

（一）消灭传染源，患儿使用后的污染物要进行消毒处理。

（二）对于幼儿园、学校加强卫生知识宣传，对该病争取做到早发现，早治疗，早隔离。

（三）加强对理发行业的管理，理发用具应及时消毒。

（四）对于怀疑是宠物感染者，建议同时治疗动物。

（五）提高对本病认识，取得患儿家长积极配合治疗。

第二节　体癣和股癣

体癣（tinea corporis）和股癣（tinea cruris）是发生在平滑皮肤上一种真菌感染。最常见为皮肤癣菌中的红色毛癣菌感染，也可由接触动物引起，致病菌为犬小孢子菌。体癣多见于面部、躯干和四肢，股癣特指发生在腹股沟及外阴周围。可单侧发病。

【临床表现】

典型皮损为环状红斑、境界清楚，边缘可见丘疹或丘疱疹，逐渐向外发展形成多环状，而中心消退，表面可见鳞屑。损害数目不一，多为1～2处，少数患者可数片（图9-2，9-3）。

【诊断要点】

（一）发生在体表或外阴周围的环形或多环形红斑，边缘见丘疹或丘疱疹，表面见鳞屑。

（二）伴有不同程度瘙痒。

（三）真菌镜检阳性。

【治疗与预防】

（一）以外用治疗为主，局部涂抗真菌药物，如咪康唑霜、环利软膏等等。

（二）皮损广泛或外用药物疗效不佳者，可配合系统用药，如伊曲康唑200mg/d，连服1周。进餐时服药。也可用兰美抒（特比萘芬）250mg/d，连服2周。

（三）注意局部卫生，特别是股癣患者，应穿宽松内裤。如由动物引起，应同时给动物治疗。

【护理问题】

（一）瘙痒：与真菌感染有关。

（二）感染的可能：由于搔抓引起继发感染。

（三）传染的危险：该病具有传染性或通过接触宠物传染。

【护理措施】

（一）注意局部清洁，避免用手搔抓患处，禁用热水烫洗。

（二）指导患者正确使用药物，并观察用药后反应。

（三）若为动物接触引起者，应避免再接触。

（四）涂药时应洗去皮损处的鳞屑痂皮后再涂药，自外向内涂擦，要超过皮损以外。注意保持局部干燥清洁。

（五）对于股癣患者，由于阴股部的皮肤较为娇嫩，勿用刺激性药物，股根部尽量保持干燥，可涂撒粉剂。

（六）对于系统用药者，注意药物副作用。

【健康教育】

（一）加强对该病的知识宣教，让患者了解皮肤癣菌感染途径，对于饲养小动物家庭，发现动物患病，应及时与动物隔离。

（二）患病后应及时到医院就诊，争取早期合理治疗。

（三）注意个人卫生，不共用毛巾、浴盆等洗浴用具。

（四）体形肥胖或有糖尿病者，容易患股癣，应注意加强预防。

第三节　手癣和足癣

手癣和足癣（Tinea manus，Tinea pedis）是指、趾间、掌跖皮肤癣菌感染。多由毛癣菌属和皮肤癣菌属引起。温暖潮湿的环境易发生，可反复发作，慢性过程，并通过接触传染。

【临床表现】

常见手掌、指（趾）间、足跖部位，也可波及手足背部。急性期以丘疹、丘疱疹和水疱为主，慢性期为红斑、鳞屑及角化。发生在足趾间常表现为浸渍。多在4～5趾间和3～4趾间，去除表皮，露出鲜红色糜烂面（图9-4、5）手癣多为单侧，足癣可表现为双侧，并常合并甲癣。

【诊断要点】

（一）发生在指趾间、掌跖部位的丘疹、水疱及脱屑性损害。

（二）手癣好发于手掌单侧，严重时波及手背。

（三）伴有瘙痒。

（四）真菌镜检阳性。

【治疗与预防】

（一）首选外用抗真菌药物，急性期常用溶液和霜剂，慢性期多选霜剂和软膏，常用药物见体癣。

（二）对于反复发作或外用药效果不佳者，可采用内用抗真菌药，如特比萘芬（兰美抒）250mg/d，连服 2～4 周；或伊曲康唑 200mg/d，连服 2 周。

（三）注意手足卫生，减少多汗，避免与他人共用拖鞋，脚巾等。

【护理问题】

（一）瘙痒：与真菌感染有关。

（二）感染的可能：由于搔抓引起继发感染。

（三）传染的危险：该病具有传染性。

【护理措施】

（一）注意个人卫生，避免用手搔抓，禁用热水烫洗。

（二）指导患者正确使用药物，急性期常用溶液和霜剂，并观察用药后反应。

（三）足部多潮湿并且易摩擦，应防止感染。

【健康教育】

（一）做好本病的有关知识宣教，注意个人卫生，不共用拖鞋、脚盆、脚巾等，勤换袜子，穿透气好的鞋。

（二）督促患者及早、彻底治疗，避免病情复杂化。

第四节　甲真菌病

甲真菌病（Onychomycosis）又称（甲癣 Tinea unguium）俗称"灰指甲"是真菌所致的甲板感染。主要由皮肤癣菌引起，常继发于手、足癣或外伤以后。

【临床表现】

甲癣可分两型，浅表型：甲板浅部受侵，指（趾）甲不规则白点，甲板可变形。甲下型：真菌从甲板前缘或侧缘侵入，甲板变脆、增厚、破坏并失去光泽，甲板与甲床分离（图 9-6）。白色念珠菌引起的甲癣常伴有甲沟炎。

【诊断要点】

（一）指（趾）甲变脆、增厚及破坏。

（二）常伴有手癣或足癣。

（三）真菌镜检阳性。

【治疗与预防】

（一）对于单个或甲远端甲损害者可外用抗真菌药，如 30% 冰醋酸、3%～5% 碘酊等。在每次涂药前应尽量用刀片或锉刀将甲板刮薄以利药物渗入。

（二）如多数甲损害，可口服伊曲康唑 200mg/d，每日 2 次，连服 1 周，停药 3 周，需 2～3 个疗程。或兰美抒 250mg/d，连服 6～12 周。

（三）注意药物的副作用，如定期查肝功能。

（四）首先防止外伤，对于患有手、足癣者应积极治疗。

【护理问题】

（一）知识缺乏：缺乏对该病的了解。

（二）焦虑：与病程长不易治愈有关。

【护理措施】

（一）指导患者正确用药，首先用温水或药物将指甲软化，并用刀片将增厚的甲刮薄，然后将药物涂于患甲处。

（二）拔甲患者应注意加强换药，避免感染。

（三）观察患者是否同时患手、足癣，如有应同时治疗。

【健康教育】

（一）嘱患者减少指（趾）甲外伤，如发现指（趾）甲有早期损害，建议尽早诊治，防止全部指（趾）甲受累。

（二）鼓励患者采取积极的态度进行治疗。

第五节 花斑癣

花斑癣（Tinea versicolor）俗称："汗斑"，是马拉色菌种引起。常伴多汗。男性多见，夏季复发或加重，易治疗，但易复发。

【临床表现】

褐色或棕褐色斑疹，表面发亮，形态不规则，数目多少不一，表面有细碎鳞屑。常见胸背、腋下、颈部等。皮损消退后可遗留色素脱失斑。可有轻微痒感。

【诊断要点】

（一）损害为淡褐色或褐色斑疹，表面可见碎屑。

（二）常见胸背、腋下及颈部。

（三）真菌镜检阳性。

【治疗与预防】

（一）外用抗真菌药物为主，如2％酮康唑霜、3％克霉唑霜等。疗程2～4周。

（二）对于反复发作或皮损广泛者可内用酮康唑每次200mg，每日2次，每周服1日，连续2～3周。

（三）夏季穿透气内衣，勤洗澡。

【护理问题】

（一）知识缺乏：对该病缺乏了解。

（二）焦虑：担心复发。

【护理措施】

（一）注意个人卫生，勤洗澡，勤更换内衣。

（二）协助患者涂抹外用药物，观察损害进展情况。

（三）向患者解释本病非接触性传染，消除顾虑。

（四）协助患者找出致病因素，如衣物透气性差、多汗、不良生活习惯、患有慢性病等，加以防范，防止复发。

（五）因患者临床治愈后局部仍会遗留淡白色色素减退斑，时间较长，应向患者解释清楚，避免产生疑虑。

【健康教育】

（一）嘱患者勤洗澡，勤更衣，穿透气性好的内衣。

（二）坚持治疗，一般临床皮损消退后，再坚持用药2周，防止复发。

第六节 念珠菌病

念珠菌病（candidiasis）是由念珠菌属引起，属于条件致病菌，主要见于白色念珠菌，既可侵犯皮肤黏膜又可侵犯内脏。

【临床表现】

（一）黏膜念珠菌病（图 9-7）

1. 口腔念珠菌病 常见有鹅口疮、念珠菌性口角炎。鹅口疮主要见于新生儿，在口腔黏膜上有白色薄膜，白膜易擦掉，擦后见鲜红色基底或轻度糜烂。严重时可蔓延到气管及食管。成人也可见，特别是免疫功能低下，长期应用广谱抗生素、免疫抑制剂和糖皮质类固醇激素有关。

2. 念珠菌性龟头炎 又称念珠菌性包皮龟头炎。常见阴茎、包皮及龟头潮红、充血、散在小丘疹、白色奶酪样斑点或薄膜。不同程度痒感，也有无症状者。抗生素、糖皮质类固醇激素的应用或糖尿病常为发病诱因，也可见于配偶或女性性伙伴患念珠菌性阴道炎传染而来，所以又被列入性传播疾病。

3. 念珠菌性阴道炎 外阴黏膜或阴道内有白色或凝固乳状物，有时也可见黏膜红肿、充血及分泌物增多。自觉瘙痒。常见孕妇、糖尿病或性接触传染。

（二）皮肤念珠菌病

1. 念珠菌性间擦疹 常见间擦部位，如腋下、乳房下、脐窝、腹股沟、肛周及指、趾间等，表现为红斑、糜烂，损害周围可见丘疹及鳞屑。多见于肥胖、多汗或糖尿病者。

2. 念珠菌性甲沟及甲床炎 甲沟红肿，甲板根或边缘发白或有分泌物。常见于接触水较多的职业，如水产工、家庭主妇、理发师等。

3. 系统性念珠菌病 指念珠菌侵犯内脏。最常见消化道、气管、肺组织及泌尿道，其他内脏也可受侵。表现为肺炎及肠炎症状。

【实验室检查】

取分泌物、痰、尿、大便等直接真菌镜检阳性，真菌培养可以鉴定菌种。

【诊断要点】

（一）好发皮肤皱褶及黏膜部位。

（二）常见损害为白色分泌物、潮红、糜烂。

（三）不同程度瘙痒。

（四）真菌镜检阳性。

（五）对于系统感染者应反复真菌镜检及真菌培养。

【治疗与预防】

（一）外用治疗 间擦部位可用1%甲紫液；单纯丘疹、红斑用克霉唑、益康唑霜剂局部涂擦；口腔黏膜可用0.02%洗必泰液漱口或克霉唑片口含，阴道念珠菌病可用克霉唑或制霉菌素栓，每晚一次。

（二）内用治疗 主要用于系统念珠菌病，如酮康唑、5-氟胞嘧啶、两性霉素B等。对于反复发作的念珠菌性龟头、阴道炎可口服氟康唑，150mg/d，连服3天。

（三）勿滥用广谱抗生素，对于长期服用抗生素、糖皮质类固醇激素及免疫抑制剂者，注意观察皮肤黏膜损害，争取早发现、早治疗，定期检查尿、痰、便等。

（四）及时治疗诱发本病的原发病，如糖尿病。

（五）生殖器念珠菌病患者应使用避孕套，并嘱其性伴侣同时检查和治疗。

【护理问题】

（一）知识缺乏：缺乏对本病认识，从对本病不了解到恐惧。

（二）恐惧：害怕本病治不好并担心传染他人。

（三）皮肤损害：由于皮损造成痒感。

【护理措施】

（一）针对不同部位感染，不同症状给以不同护理。

（二）向患者解释传染途径，尽量避免搔抓、保持皮肤干燥，不乱用药物，配合医师合理治疗，防止复发。

（三）对于长期使用抗生素、糖皮质类固醇激素、免疫抑制剂者及对于患有慢性病伴有抵抗力低下者，嘱患者应加强营养，增强机体抵抗力。

（四）帮助患者尽量找出诱发因素，如避免潮湿，尽量少接触水。

（五）对于长期卧床患者应勤翻身、勤换衣服、儿童勤换尿布、勤擦汗，保持床褥干燥清洁，特别注意皱褶部位应扑粉剂。

（六）系统念珠菌病患者注意口腔、阴道等黏膜部位的护理，保持呼吸道通畅，帮助患者拍背、吸痰等。

【健康教育】

（一）宣讲本病常识，合理使用广谱抗生素、皮质类固醇激素及免疫抑制剂等。

（二）避免诱发因素，如糖尿病、局部潮湿等。

（三）注意个人卫生，性伴侣同时检查，防止性接触传染。

第七节　着色芽生菌病

着色芽生菌病（chromoblastomycosis）又称着色霉菌病和疣状皮炎，是一种慢性真菌感染性肉芽肿，属于深部真菌病。临床较少见，不易诊断，难治疗。

【临床表现】

损害初起常为硬性丘疹或结节，逐渐增大或融合成斑块，表面呈疣状或菜花状，有时可见脓性分泌物、结痂或鳞屑，边界清楚，周围可见卫星状损害，随着损害发展，中心往往消退，形成瘢痕，损害向周边扩展长期不愈。好发四肢暴露部位。发病前常有局部外伤史。一般无自觉症状。

【实验室检查】

取脓液、痂直接真菌镜检可见棕色厚壁孢子，有条件时应进一步做真菌培养。

【组织病理】

为慢性化脓性肉芽肿性皮炎改变。如见到棕色厚壁孢子有诊断意义。

【诊断要点】

（一）典型损害为疣状或菜花状斑块或结节，边缘清楚。

（二）病程慢性进行性加重，治疗反应差。

真菌或组织培养发现棕色厚壁孢子对于诊断有意义。

【治疗与预防】

争取早发现、早治疗，并应坚持足够的疗程，防止外伤。

（一）外用治疗　两性霉素B溶液损害内注射或涂擦。

（二）内用治疗

1. 两性霉素B　常用剂量为每公斤0.5~1mg/d，需1~3个月，认为是治疗本病最有效药物，注意该药的副作用，详见抗真菌药物。

2. 伊曲康唑　200~400mg/d，需服3~6个月。

3. 碘化钾　10%溶液口服，每次10ml，每日3次，最好与其他药物配合应用。

4. 物理治疗　可用蜡疗、红外线、X线等。也可用热水50~60℃直接浸泡。

5. 外科治疗　对于早期局限性损害手术切除。

【护理问题】

（一）知识缺乏：缺乏对本病认识，从对本病不了解到恐惧。

（二）焦虑：病程长，对预后担忧。

（三）皮肤完整性受损：由于皮损造成感染或破溃。

【护理措施】

（一）清洁创面，防止感染，避免传染。

（二）协助患者涂抹外用药物，观察皮损进展情况。

（三）向患者解释本病非接触性传染，但尽量避免搔抓、不乱用药物，配合医师积极、规则治疗，防止复发。

（四）对于慢性反复发作伴有抵抗力低下者，应加强营养，增强机体抵抗力。

（五）因患者临床治愈后局部可能会遗留瘢痕，应向患者解释清楚，必要时可采用其他手段治疗，一般不会影响功能，避免患者产生误会。

（六）对于使用内用药物者，注意药物副作用，发现问题及时提醒医师更换或停药。

（七）对于采用手术或物理治疗后，注意伤口局部清洁，防止感染，同时注意患者情绪，做解释工作。

【健康教育】

（一）宣讲本病常识，防止外伤。

（二）外伤后出现皮损应早期治疗，按医师要求规则治疗，定期复诊。

（三）不要乱用药物，注意个人卫生。

第八节　孢子丝菌病

孢子丝菌病（sporotrichosis）是由申克孢子丝菌引起的皮肤及皮下组织的感染。此菌常腐生于植物、土壤等处，皮肤外伤接触感染物而发病。所以多数患者发病前有外伤史。

【临床表现】

典型损害为患部皮下结节或浸润性斑块，常与皮肤粘连，并沿淋巴管蔓延呈串排列，表面可见疣状增生，破溃后有脓性分泌物。好发四肢和头面等暴露部位。一般无自觉症状。

【实验室检查】

真菌镜检不易发现病原体，最有帮助的诊断是从组织或分泌物中培养出申克孢子丝菌。组织病理最好做特殊染色，可见星状体或孢子。

【诊断要点】

（一）有皮下结节或斑块并沿淋巴管走行排列。

（二）常有外伤史。

（三）真菌培养或组织病理发现病原体。

【治疗与预防】

（一）首选碘化钾口服，成人10%碘化钾溶液，每次10～20ml，每日3次，连服3～6个月，损害消退后维持1～2个月。也可选用伊曲康唑，200～400mg/d，需要坚持3～6个月。

（二）小面积者可局部热疗（40～50℃）。

（三）防止外伤。

【护理问题】

（一）知识缺乏：缺乏对本病认识了解。

（二）皮肤完整性受损：由于皮损造成感染或破溃，甚至遗留瘢痕。

【护理措施】

（一）如有感染应清洁创面。

（二）向患者解释本病非接触性传染，但尽量避免搔抓、不乱用药物，配合医师积极、规则治疗，防止复发。

（三）对于慢性伴有抵抗力低下者，应加强营养，增强身体抵抗力。

（四）如采用热疗应注意温度，避免局部烫伤，观察皮损变化。

【健康教育】

（一）宣讲本病常识，特别是野外工作时注意劳动保护，防止外伤。

（二）外伤后出现皮损应早期治疗，按医师要求规则治疗，定期复诊。

（三）不要乱用药物，注意个人卫生。

第十章 变态反应性皮肤病

变态反应性皮肤病是一组皮肤科的常见病。病因复杂，容易复发。其发病机制目前尚不能完全明确，但一般认为与Ⅰ、Ⅱ、Ⅲ、Ⅳ型变态反应有关。

第一节 接触性皮炎

接触性皮炎（contact dermatitis）是指皮肤或黏膜接触外界物质，在接触部位发生的皮肤炎症反应。

【临床表现】根据发病机制，将接触性皮炎分为原发刺激性接触皮炎和变态反应性接触性皮炎两大类。

(一) 原发刺激性接触性皮炎

指接触物本身具有强烈的刺激性和毒性，对皮肤细胞的直接损伤，任何人接触后均可发病。如强酸、强碱等。急性刺激表现为红斑、水疱、糜烂，重者坏死和溃疡。皮损境界清楚，形状与接触物一致。慢性刺激后皮肤干燥、浸润、增厚或伴有皲裂。

(二) 变态反应性接触性皮炎

本病发病机制属于Ⅳ型迟发性变态反应。接触的人群中仅少数人发病。若初次接触常需4～25天潜伏期，平均7～8天，若再次接触多在1～2天内发病。常见的致敏物质有：染发剂中的对苯二胺、金属制品中的镍、化妆品中的香料、衣物中的橡胶等。

临床表现为接触部位的境界清楚的红斑、丘疹、丘疱疹，严重时可发生水疱和大疱，疱破后形成糜烂、渗出和结痂。自觉症状瘙痒。若反复发作，可转变为慢性，皮肤增厚成苔藓样变（图10-1）。

寻找或验证致敏原，可做斑贴试验。选择背部或前臂内侧无皮疹处；目前较多采用Finn斑试小室，将实验物品配成合适浓度后置入碟内，放置于受试部位皮肤上，固定，48小时后取下贴敷试剂，在72小时观察反应。出现红斑、丘疹或水疱则为阳性。

【诊断要点】

(一) 接触致敏物史。

(二) 皮损限于接触部位，界限清楚，伴瘙痒。

(三) 去除致敏物后，病情好转。

(四) 皮肤斑贴试验阳性。

【治疗与预防】

(一) 原发刺激性接触性皮炎

1. 立即脱离接触物，并用大量清水冲洗10～30分钟，以除去局部强刺激物。

2. 由碱性物质引起的皮炎，可用弱酸；由酸性物质引起的皮炎，用肥皂或1%～2%苏打水弱碱性液中和。

(二) 变态反应性接触性皮炎 首先寻找致敏物质，避免再接触，彻底清洗接触部位，避免热水、肥皂、搔抓等刺激。

（三）内用药物

1. 抗组胺类药物。

2. 非特异抗过敏疗法　10%葡萄糖酸钙静脉注射或硫代硫酸钠0.64g，用注射用水10ml溶解后每日一次静脉注射。

3. 皮质类固醇激素　皮疹严重或泛发者，可首选皮质类固醇治疗。待炎症控制后逐渐减量。

4. 抗生素　有继发感染者，在抗过敏治疗的同时，选用适当抗生素全身或局部外用治疗。

（四）外用药物

根据皮损炎症情况选择适当外用药物及剂型。

1. 急性期　仅有红斑、丘疹、丘疱疹时，选用炉甘石洗剂；如有糜烂、渗出，用2%～3%硼酸溶液或生理盐水做冷湿敷及外用40%氧化锌油。

2. 亚急性期　用氧化锌糊剂或皮质类固醇霜剂涂。

3. 慢性期　可用皮质类固醇软膏或硬膏。

【护理问题】

（一）知识缺乏：不了解接触物及致敏物，缺乏对本病知识了解。

（二）瘙痒：由于皮损，造成痒感。

（三）皮肤完整性受损：与皮损破溃有关。

【护理措施】

（一）去除致敏物质可彻底清洗接触部位，局部立即用大量流动清水冲洗，至少10～30分钟，避免热水、肥皂、搔抓等刺激。

（二）急性期有渗液时用3%硼酸溶液或生理盐水做冷湿敷，根据皮损渗液多少做持续湿敷，每次30～60分钟，有水疱用无菌注射器抽吸干净，破损处注意无菌换药，防止感染，对大疱性损害应先抽吸疱液再冷湿敷。

（三）急性期无渗液时，外用止痒药。

（四）亚急性皮损待干燥后，外用皮质类固醇霜剂。涂抹时不要太多、太厚，以免浪费药物。

（五）慢性期皮损较顽固，外用药可增加涂抹次数，充分揉进皮损内。

（六）将明确致敏物质在病历上做好记录并在病历夹上做好标记，避免再次使用。

（七）皮损疼痛明显时，可酌情给予止痛、镇静药物。

【健康教育】

（一）尽可能避免接触易致敏刺激物，必要时，应加强个人防护，如戴手套、穿防护服、戴口罩或外涂防护霜。

（二）介绍易引起过敏的药物：红汞、磺胺、碘酊、清凉油等，染发剂中的对苯二胺、化妆品、洗涤剂、防腐剂、化工原料、染料，动物毛皮，植物中荨麻、生漆等。

（三）查明接触物后，避免再次接触致敏原及其结构类似物。

（四）接触不论何种物质是接触部位发生过敏后，立即用清水反复冲洗，尽快就医。

第二节　湿　疹

湿疹（eczema）是由多种复杂的内、外因素引起的一种具有多形性皮损和渗出倾向的皮肤炎症性反应。皮疹多形性，瘙痒剧烈，易复发。病因尚不明确。

【临床表现】按皮损特点分急性、亚急性和慢性三种，三期之间常无明显界限。

（一）急性湿疹（图10-2）常呈多形性，以红斑、丘疹、丘疱疹、水疱、糜烂、渗出为主。自觉阵发性瘙痒，尤其是冷热刺激、洗澡、夜间或情绪波动时。急性湿疹可发于任何部位，呈对称分布，严重时泛发全身。可转变为亚急性或慢性湿疹。

（二）亚急性湿疹　可由急性湿疹演变而来，以鳞屑结痂为主，有时伴少量渗出。

（三）慢性湿疹　多由急性湿疹、亚急性湿疹转变而来。皮损多顽固，病程长达数月，甚至数年，并可反复发作。皮肤肥厚呈苔藓样变，轻度脱屑。

【诊断要点】

（一）皮损呈多形性，对称性分布，常伴渗出。

（二）瘙痒明显，反复发作。

【治疗与预防】

减少外界刺激因素，尽量避免搔抓，去除病灶，治疗全身疾病。

（一）内用治疗

1. 抗组胺药物：如扑尔敏、去敏灵、酮替芬、赛庚啶、西替立嗪，氯雷他定等，任选一种。

2. 非特异性脱敏治疗　（1）钙剂及硫代硫酸钠；（2）普鲁卡因静脉封闭疗法：普鲁卡因150mg，维生素C 1～3g，5%葡萄糖液500ml静点，每日1次，每3天增加普鲁卡因150mg，直至450～600mg/d为止，10次为一疗程，有明显止痒和缓解病情作用。治疗前必须做普鲁卡因皮试；（3）强力宁80～100mg或甘利欣150mg加入5%葡萄糖液500ml中，每日一次静脉滴注。

3. 抗生素：有继发感染时，在抗过敏治疗的同时系统应用有效抗生素。

4. 皮质类固醇激素：能很快控制症状，但停药易复发，故一般情况不主张使用。对急性重病例，采用其他治疗无效而又无皮质类固醇应用禁忌证时可酌情使用。

5. 雷公藤制剂：目前一般用雷公藤多苷片，每次20mg，每日3次口服。

（二）局部治疗：基本同接触性皮炎。

【护理问题】

（一）瘙痒：由皮疹引起。

（二）焦虑：由于疾病迁延多年不愈、与反复发作有关。

（三）有感染的危险：皮肤有破损引起。

（四）皮肤完整性受损：与产生皮疹有关。

【护理措施】

（一）避免搔抓、热水刺激，以免发生感染，婴儿可用纱布裹手，夜间加以约束。

（二）瘙痒明显时，给予止痒药，口服或外用，也可肌肉注射异丙嗪。

（三）渗液明显时可进行冷湿敷，铺好护垫，以防浸湿床单、被褥。湿敷面积大时，可分部位分次进行，注意保暖。湿敷选用3%的硼酸溶液或生理盐水。

（四）多与患者沟通谈心，介绍病情及治疗方法，消除焦虑感，让患者心情舒畅，乐观对待疾病。

（五）禁食海鲜、辛辣食物，少喝咖啡、酒等。

【健康教育】

（一）寻找致病和诱发因素，生活起居规律，避免劳累、精神紧张，保持心情愉快。

（二）避免外界不良刺激，如热水洗烫、剧烈搔抓。尽量不穿化纤贴身内衣，皮毛制品。避免易致敏和刺激性食物。

（三）避免潮湿环境，保持皮肤清洁。

（四）避免接触诱发加重因素，对花粉、尘螨过敏者，室内不宜放置鲜花。

（五）复发后及时医治，避免疾病加重。

第三节 自敏性皮炎

自体敏感性皮炎（autosensitization dermatitis）简称自敏性皮炎，是患者对自身病灶组织的某种成分发生过敏反应而产生的皮肤炎症反应。

【临床表现】

患者原发病灶，如小腿溃疡、局部感染灶等，其组织分解产物、细菌代谢产物和药物等形成抗原性物质被吸收后引起过敏反应，使皮肤产生皮疹。一般原发病灶加重，出现红肿、糜烂、渗液。而后在远隔部位出现小丘疹、水疱或脓疱，融合成片状，表面可有糜烂渗液及痂屑。

【诊断要点】

（一）有原发病灶。

（二）病灶以外部位出现湿疹样损害。

【治疗与预防】

积极治疗原发病灶，同时处理继发皮疹。基本原则同接触性皮炎。

【护理问题】【护理措施】基本与湿疹相同。

第四节 异位性皮炎

异位性皮炎（atopic dermatitis）又称遗传过敏性皮炎、特应性皮炎或异位性湿疹。患者有易患哮喘病、过敏性鼻炎及湿疹的病史；对异种蛋白过敏；血清中IgE值高；血液嗜酸性粒细胞增多。病因复杂，大多数患者家族中有遗传过敏史，故推测与家族遗传有关，虽然遗传方式尚不清楚。

【临床表现】典型病例可分为婴儿期、儿童期及青少年成人期三个阶段，不同年龄阶段具有不同特点（图10-3）。

（一）婴儿期 多在生后1~6个月左右发病，头面部的红斑、丘疹、丘疱疹、糜烂、渗出及结痂。少数严重病例可累及全身。

（二）儿童期 可由婴儿期演变而来也可不经过婴儿期。典型皮损发生在肘窝、腘窝的红斑、丘疹、苔藓样变，瘙痒明显，俗称"四弯风"。病程慢性，季节性发作。

（三）青年成人期 皮肤干燥，肘窝、腘窝、上胸及手背明显肥厚斑块或苔藓样变，也可泛发至面部、四肢伸侧甚至全身。由于剧痒常见抓痕、血痂，渗出较少。

【诊断要点】

（一）家族过敏史。

（二）皮损湿疹样改变，对称分布，瘙痒剧烈，慢性病程。

（三）常合并其他过敏性疾病。

【治疗与预防】 本病有遗传因素，病程慢性，治疗较困难，主要是预防及对症治疗。尽量寻找和避免可能的外界刺激物和致敏原，以滋润、抗炎、止痒为主。

（一）内用治疗

1. 抗组胺药 具有镇静、止痒和抗炎作用。

2. 继发感染时选用有效抗生素。

3. 皮质类固醇激素 一般不使用，但对严重的异位性皮炎患者，用其他治疗不能控制时，可考虑短期使用。

（二）外用治疗 以滋润皮肤止痒为主，若有继发感染，则需先抗感染治疗。遵循外用药的基本原则选择适当的外用药剂型及药物外用。

（三）物理疗法 可用 UVA 或 UVB 照射治疗。皮疹泛发者可用淀粉浴或药浴治疗。

【护理问题】

（一）瘙痒：与皮疹有关。

（二）焦虑：与疾病反复不愈有关。

（三）自我形象紊乱：与皮肤划痕反应有关。

【护理措施】

（一）皮疹具有年龄阶段性：

1. 婴儿期护理：饮食特别注意，母乳喂养，母亲应限制辛辣食物、过敏食物；人工喂养注意食物过敏反应。婴儿应包裹手，夜间睡眠加以约束。

2. 儿童期护理：皮损增厚呈苔藓样变，尽量避免剧烈搔抓，再次使皮损增厚。注意手的卫生，防止破溃后继发感染。

3. 青少年及成人期：避免剧烈搔抓继发感染，皮肤干燥，可使用甘油擦剂、维生素 E、硅霜等外用。

（二）患者应穿贴身棉质衣物，减少搔抓，忌用肥皂，热水洗烫。急性期可出现红肿、水疱、糜烂、渗液等，按湿疹护理措施。

（三）此病有遗传倾向，耐心做好心理护理，减轻焦虑感，树立信心，消除烦躁，保持心情舒畅。

（四）注意其他合并的过敏性疾病，如过敏性鼻炎、过敏性哮喘、荨麻疹、枯草热等，做好相应预防措施。

（五）此病呈顽固性剧烈瘙痒，避免剧烈搔抓出现破溃继发感染。

【健康教育】

（一）宣传本病有关知识，此病与遗传有关。

（二）减少外来刺激，避免诱发因素，如热水烫、刺激性饮食、精神紧张等。

（三）注意防止过敏性鼻炎、过敏性哮喘的诱因。

（四）饮食宜清淡，避免食用异种蛋白等易过敏食物。

（五）保持精神愉快，避免过度劳累紧张。

（六）避免与疱疹患者接触。

第五节 脂溢性皮炎

脂溢性皮炎（seborrheic dermatitis）是在皮脂溢出部位的一种慢性炎症性皮肤病。病因尚不十分清楚。可能与过敏、遗传、激素水平、真菌感染等有关。

【临床表现】

发生于皮脂溢出部位，如头面部、前胸、后背，大小不等淡黄红色斑片，表面附有油腻性鳞屑或痂皮，自觉瘙痒。

【诊断要点】

（一）常见于头面及胸背部。

（二）淡红色斑片，表面有油性鳞屑。

（三）可有不同程度痒感。

【治疗与预防】 治疗原则 祛除病因，减少刺激。

（一）内用治疗。

1. 内服B族维生素。

2. 抗组胺药及镇静剂。

3. 抗生素：渗出明显或继发感染时选用。

4. 皮质类固醇激素：仅皮损广泛且炎症明显一般治疗不能控制时，短期使用。

（二）外用治疗 原则为去脂、消炎、杀菌、止痒去头屑。

1. 抗真菌剂：目前认为脂溢性皮炎可能与卵圆形糠秕孢子菌感染有关，使用抗真菌药治疗有效，常用咪唑类药物。如2%酮康唑洗剂，1%联苯苄唑香波、2%酮康唑霜。

2. 皮质类固醇激素制剂：有明显止痒、消炎作用。

3. 硫磺制剂：抑制皮脂分泌，收敛及局部止痒，抑菌作用。

【护理问题】

（一）瘙痒：与皮损造成痒感有关。

（二）皮肤完整性受损：与皮疹有关，因皮损多在面部或头部，会影响容貌。

【护理措施】

（一）清洁头面部，每日温水洗脸，洗头不用过勤，避免肥皂刺激，可用2%酮康唑洗剂洗头，注意用药后有无刺激或过敏反应。

（二）对油脂分泌旺盛部位如：面、颈部、前胸后背等增加温水清洗次数。

（三）皮疹瘙痒重者，避免搔抓破坏皮肤。

（四）饮食护理：限制多糖，多脂饮食，忌食刺激性食物。

【健康教育】

（一）生活有规律，睡眠充足，限制多糖，多脂饮食，忌食刺激性食物。

（二）保持心情舒畅，情绪乐观。

（三）避免长期外用皮质类固醇激素制剂，以免局部出现副作用，如痤疮、毛细血管扩张、皮肤萎缩、色素改变。

（四）对皮脂分泌旺盛部位增加清洗次数。

第六节　药物性皮炎

药物性皮炎（dermatitis medicamentosa）又称药疹（drug eruption），是指药物通过内服、注射、吸入等各种途径进入人体，在皮肤黏膜引起的炎症反应，重者可累及内脏器官和组织。

【病因】

引起药疹的药物种类很多。临床上常见的药物有：（1）抗生素类，如青霉素、链霉素；（2）磺胺类；（3）解热止痛药，如阿司匹林；（4）催眠、镇静与抗癫痫药，如鲁米那、苯妥英钠等；（5）异种血清制品及疫苗，如破伤风抗毒素、狂犬疫苗等。

中药同样可以引起药疹。

【发病机制】分为变态反应和非变态反应两大类：

（一）变态反应

是引起药疹的主要原因。有些药物是大分子物质，为完全抗原，如血清及生物制品等。更多的药物是低分子量化合物。这些药物本身或其代谢产物属于半抗原，需在体内与高分子量的载体（如蛋白质等）通过共价键结合，形成完全抗原，使机体产生变态反应。Ⅰ、Ⅱ、Ⅲ、Ⅳ型变态反应均可参与药疹的发生，往往是几种共同作用的结果。

（二）非变态反应

某些药物，如阿司匹林、吗啡、可待因、罂粟碱等，为组胺释放剂，可使肥大细胞及嗜碱性细胞脱颗粒。另一些药物因用量大或服用时间长造成药物蓄积引起药疹。还有的由于服用某些光敏性药物，如磺胺类、四环素等，经日光照射而发生光变态反应性药疹。

【临床表现】药疹的临床表现多种多样，常见的有下列类型：

（一）固定型药疹　常由磺胺类、解热止痛类或巴比妥类等药引起。皮疹特点为限局性圆形或椭圆形水肿性红斑，鲜红色或紫红色，炎症剧烈者中央可形成水疱或大疱，边界清楚。停药后红斑消退，局部遗留灰褐色色素沉着斑，每次服用同样药物，在原发疹处出现同样皮疹。损害可发生于全身任何部位，但多见口周、口唇、龟头及肛门等皮肤黏膜交界处（图10-4）。

（二）荨麻疹型药疹　多由青霉素、血清制品、痢特灵及水杨酸盐类等引起。皮损似急性荨麻疹，即为水肿性红斑、风团，但持续时间长，自觉瘙痒，如发热、关节痛、淋巴结肿大、血管性水肿甚至蛋白尿等称为血清病样反应。

（三）发疹型药疹　多由解热止痛药、巴比妥类及青霉素等引起。针头大红色丘疹全身对称分布，皮疹类似麻疹或猩红热。有时可出现发热、头痛、乏力、白细胞增高等全身症状。

（四）多形性红斑型药疹　常由磺胺类、巴比妥类及解热止痛类等药物引起。皮疹似多形性红斑，为豌豆至蚕豆大小的圆形或椭圆形水肿性红斑或丘疹，中心为紫红色，可有水疱。皮疹多发，多对称分布。重症多形性红斑型药疹常可累及口腔、眼部、肛门、外生殖器的黏膜，甚至泛发全身，出现大疱、糜烂。全身症状严重，如畏寒、高热、肝肾功能损伤。

（五）剥脱性皮炎型药疹　又称红皮病型药疹。常由磺胺类、巴比妥类等引起。全身呈弥漫性红肿，全身皮肤脱屑，呈片状或糠皮状。可累及黏膜。此外，严重者可伴有全身淋巴结肿大，并伴发内脏损害。

（六）中毒性表皮坏死松解型药疹是最严重的一型药疹（图 10-5）。常由磺胺类、解热镇痛类，巴比妥类及卡马西平等引起。发病急，常有高热。皮疹初为鲜红色或紫红色斑片，很快其上出现松弛性大疱，发展成全身性、广泛性、对称性的表皮坏死松解，形状似浅Ⅱ度烫伤。尼氏症阳性。眼、鼻、口腔黏膜广泛糜烂。呼吸道及胃肠道黏膜也可累及。严重病例常因继发感染，肝、肾功能障碍，水电解质紊乱，内脏出血等死亡。

重症多型红斑型、剥脱性皮炎型和中毒性表皮坏死松解型药疹属于重症药疹。

【诊断要点】

（一）明确的服药史，一定的潜伏期。

（二）皮损常广泛对称分布伴瘙痒。

（三）停用致敏药物后皮疹好转。

（四）部分患者有药物过敏史。

【治疗与预防】 立即停用致敏药物及与其结构类似的药物，促进致敏药物及其代谢产物的排泄。

（一）轻型药疹 停用致敏药物后，皮损多能逐渐消退。一般给予抗组胺药，维生素C及10%葡萄糖酸钙静脉滴注。必要时口服中小剂量皮质类固醇激素。

（二）重症药疹

1. 及时足量使用皮质类固醇激素，根据病情严重程度选用不同剂量，一般用中到大量（如泼尼松 40~60mg/d），一旦病情稳定好转，则迅速减量。

2. 加速致敏药物和代谢产物的排泄。

3. 支持疗法 注意水电解质平衡，注意蛋白摄入。

4. 预防和治疗并发症。

5. 外用治疗 注意皮肤和黏膜的护理。

发生药疹应积极治疗，但药疹是可以预防的。

1. 用药针对性强。

2. 用药前应详细询问药物过敏史，并注意交叉过敏。

3. 应用青霉素、链霉素、普鲁卡因等药物时，应按规定严格执行皮试制度。

4. 对已确诊为药疹者，应记入病历，并应告知患者，避免重复使用同类和结构类似药物，以免加重病情或再发。

【护理问题】

（一）知识缺乏：与缺乏药物致敏知识有关。

（二）体温升高：与感染和药物热有关。

（三）皮肤完整性受损：与疾病时皮肤产生破损有关。

（四）有感染的危险：与皮肤黏膜产生大面积糜烂面有关。

（五）自我形象紊乱：与皮肤完整性受损有关。

【护理措施】

（一）向患者讲解易致敏的药物，并告知患者，避免再次使用。在病历显著位置标明致敏药物名称，出院时向患者交代清楚易致敏药物详细名称。

（二）多饮水或静脉输液，促进药物排泄。

（三）高热患者卧床休息，观察体温变化，物理降温禁用酒精擦浴。皮肤保持清洁干燥，被汗液浸湿的衣服、床单、被褥及时更换。

（四）重症药疹患者角膜、口腔黏膜、外阴黏膜损害明显。护理措施为：①角膜护理：用眼药水清洁眼部减少分泌物聚积，眼药膏涂抹防眼睑粘连。②口腔黏膜护理：勤漱口，疼痛明显者，可在漱口液中加2%利多卡因，用油纱或油膏涂于口唇周围，防止干裂和粘连。③皮肤糜烂面护理：仅有表皮松解及大疱的患者，用无菌注射器抽吸疱液；皮疹表面扑撒消毒滑石粉，有皮肤糜烂、渗出、创面大的，用1：2000的黄连素溶液换药，动作要迅速、麻利，减少暴露的时间，避免着凉，减少感染机会（同天疱疮糜烂面换药）。

（五）床单、被罩应严格消毒灭菌，室内紫外线照射，每日30~60分钟，定时通风换气。

（六）必要时卧床休息，保持呼吸道通畅，鼓励患者勤翻身，协助拍背，促进咳嗽、排痰及脱落的呼吸道黏膜。

（七）出现严重全身中毒症状的患者，如躁动，床边加护栏，防摔伤，必要时给予约束，严密观察病情变化出现异常及时通知医师。详细记录病情变化，准确记录24小时出入量。

（八）加强用药后观察，避免药物交叉过敏。大剂量激素应用时，观察有无并发症及副作用，做好相应护理措施。

（九）做好心理护理，消除顾虑：告知患者形象的变化只是暂时的，使用激素药物是有助于疾病恢复的。

（十）减少探视，避免交叉感染。

（十一）饮食宜高热量、高蛋白、多种维生素，给予易消化的流食、半流食，温度适中。

【健康教育】

（一）杜绝滥用药物，禁止再服致敏药物及化学结构类似药物（把致敏药物告知患者），特别提醒注意复方药物的组成成分，一旦发生皮疹应及时就医。

（二）皮疹瘙痒，可外用或口服止痒药物，避免热水洗烫、剧烈搔抓，防止皮肤破溃继发感染。

第七节 荨麻疹

荨麻疹（urticaria）俗称"风疹块"，原发损害为风团，是血管通透性增加导致的局部组织间水肿。一般情况发生和消退较快，单一风团一般可在24小时内消退。

【病因和发病机制】

荨麻疹的发病机制可分为变态反应和非变态反应两种。绝大多数是由变态反应引起，其中以Ⅰ型变态反应为主，少数为Ⅱ或Ⅲ型变态反应。非变态反应性是某些物质直接作用于肥大细胞引起组胺等的释放。常见引起荨麻疹的原因包括食物，如鱼、虾、蘑菇、可可、草莓等，大量进食蛋白类的食品而不能彻底消化所形成的多肽也容易引起荨麻疹；药物，如青霉素、痢特灵、血清制品等；动、植物刺激；冷、热、日光、摩擦及某些化学物质的刺激；系统性疾病，如系统性红斑狼疮及某些肿瘤等。

【临床表现】 根据病程，一般病程在6周之内的是急性荨麻疹，而反复发作长于6周的是慢性荨麻疹。急性荨麻疹（acute urticaria）往往突然发病，大小不等形态不一的风团伴明显瘙痒。（图10-6）严重时可伴喉头水肿，出现气促、胸闷、呼吸困难、甚至窒息。当消化道黏膜受累时，可有恶心、呕吐、腹痛、腹泻。慢性荨麻疹（chronic urticaria）多数找不到诱因，反复发作。但临床上也有一些原因明确的特殊类型。

(一) 人工性荨麻疹　用钝器划过皮肤后，沿划痕处出现条状隆起风团（图10-7）。停止刺激后风团很快消退。病程可达数月或数年。

(二) 寒冷性荨麻疹　接触冷刺激后局部数分钟内产生风团。临床分家族性和获得性两型。冰块试验阳性。

(三) 胆碱能性荨麻疹（cholinergic urticaria）多见于青年。因运动、情绪激动等使胆碱能神经发生冲动而释放乙酰胆碱，导致组胺释放。皮疹特点为1～3mm的小风团。

(四) 压力性荨麻疹　皮肤受压后数小时局部出现风团。

(五) 日光性荨麻疹　日光照射引起的荨麻疹。

(六) 血管性水肿（angioedema）也称巨大性荨麻疹。常于眼睑、口唇、外生殖器等组织疏松部位突然发生局限性肿胀，咽喉受累则可发生喉头水肿，引起呼吸困难，甚至窒息死亡。分获得性和遗传性两种。遗传性血管性水肿是常染色体显性遗传性疾病。由于补体系统C_1酯酶抑制物的先天性缺乏或功能缺陷所致。

【诊断要点】

(一) 基本皮疹为风团，突然发生又迅速消退，不留痕迹。

(二) 伴有剧烈瘙痒。

(三) 可反复发作。

【治疗与预防】

根本的治疗是尽量寻找病因去除。

(一) 内用治疗　常用的药物是H_1受体拮抗剂，如去氯羟嗪、西替利嗪、氯雷他定等，此类药物竞争性的占领靶细胞H_1受体，而使组胺失去作用。慢性荨麻疹患者常2～3种同时使用，顽固的病例还可合并H_2受体拮抗剂，如甲氰咪胍等。

(二) 若急性荨麻疹合并呼吸困难或低血压时可用皮质类固醇激素和肾上腺素。

(三) 外用治疗　对症给予外用止痒药物，如炉甘石洗剂等。

【护理问题】

(一) 气体交换受损：与喉头水肿症状有关。

(二) 瘙痒：与疾病症状有关。

(三) 体温过高：与感染有关。

(四) 知识缺乏：与缺乏荨麻疹知识有关。

【护理措施】

(一) 寻找并消除病因，多饮水或静脉输液，促使致敏物质排泄。

(二) 饮食宜清淡，忌鱼虾及辛辣食物，忌暴饮暴食、饮酒。

(三) 避免用力搔抓使皮肤破损，防止继发感染，幼儿患者应包手，夜间加以约束。

(四) 对有消化道、呼吸道症状患者密切观察病情变化，做好急救准备。发现喉头水肿、呼吸困难者及时通知医生，低流量吸氧，准备气管切开。观察血压情况，防止过敏性休克出现。

(五) 操作时动作轻、稳、慢，以防灰尘加重过敏。

(六) 有发热、感染者，做好对症护理，警惕发生败血症，注意观察病情。

(七) 向患者提供疾病知识、了解瘙痒程度并增加耐受性，采取分散注意力的方法：听音乐、看有兴趣的书籍及与病友交谈。对于慢性患者尽力避免各种诱发、加重的因素。

(八) 避免冷热环境刺激，情绪激动，剧烈运动等。

【健康教育】

(一) 对花粉、尘螨过敏者室内禁止摆放鲜花草,避免接触不知名植物及宠物。

(二) 避免冷热刺激,保持情绪稳定,心情舒畅。

(三) 注意个人卫生,消灭蚊虫、蚤、虱等,禁食易致敏食物,饮食易清淡。

(四) 有些抗组胺类药物对驾驶员、高空作业人员慎用,青光眼、前列腺肥大者禁用。

附 过敏性休克

过敏性休克(allergic shock)是由抗原性物质进入机体后引起的一种Ⅰ型速发型变态反应。以注射青霉素引起者最多,其次为血清制品、链霉素、普鲁卡因等以及食入异种蛋白。

【临床表现】 大多数表现为速发反应,用药后数分钟内出现症状,少数则表现在30分钟以上或数天后才发生。主要表现为心悸、憋气、发绀,是由于喉头水肿、气管支气管痉挛所致。血压下降可引起面色苍白,出冷汗,四肢冷,脉搏细弱等。皮肤可出现红斑和风团伴瘙痒。严重时可出现昏迷、抽搐、大小便失禁等。

【治疗与预防】

(一) 应立即进行抢救,密切观察生命体征。

主要药物包括0.1%肾上腺素0.5~1ml立即皮下注射,可以减轻呼吸道黏膜水肿和平滑肌痉挛,提高血压;2~5mg地塞米松肌注,有抗休克,抗过敏的作用。

(二) 有呼吸困难应吸氧,严重时行气管插管或气管切开。必要时静脉给予皮质类固醇激素和升压药维持治疗。

【护理问题】

(一) 清理呼吸道无效:与出现呼吸道阻塞有关。

(二) 有窒息的危险:清理呼吸道无效引起。

(三) 组织灌溉量改变(外周血管):与出现休克症状有关。

(四) 有受伤的危险:中枢神经系统症状引起。

(五) 瘙痒:与发生Ⅰ型速发型过敏反应有关。

【护理措施】

(一) 发现患者出现过敏性休克立即通知医生,做好抢救准备。

(二) 立即停用致敏药物或其他过敏原,密切监测呼吸、脉搏、血压、心律及尿量。

(三) 立即皮下注射0.1%肾上腺素0.5~1.0ml,肌内注射地塞米松5mg,同时开放静脉给予氢化可的松150~200mg稀释后静脉滴注,苯海拉明或扑尔敏肌内注射。严密观察病情变化。

(四) 对于昏迷患者,使其去枕平卧位,头偏向一侧,清理呼吸道,保持呼吸道通畅:①呼吸困难的给予低流量吸氧;②喉头水肿窒息应行气管切开;③支气管痉挛明显者给予氨茶碱稀释后缓慢静滴,必要时给予呼吸中枢兴奋剂,如尼可刹米。

(五) 对于烦躁不安、神志不清患者注意保护,防止坠床及其他受伤情况出现,静脉输液要固定稳妥,出现四肢厥冷应注意保暖,随时观察皮肤温度,测量体温。

(六) 密切监测血压,出现异常立即通知医师,采取对症措施,血压下降仍未回升时可给予去甲肾上腺素、阿拉明、多巴胺等升压药。

(七) 及时快速扩充血容量,选择扩容液体可大量快速静脉输入。

(八）做好抢救记录，准确记录24小时出入量，严密监测生命体征。

(九）做血气分析，及时纠正酸中毒。

(十）应在病历显著位置标明"药物过敏性休克"对何种药物过敏。

【健康教育】

(一）不可再次使用导致过敏性休克的药物或结构相似的药物，严格掌握用药指征，避免滥用药物。

(二）青霉素、破伤风抗毒素等须做皮试，一定严格执行常规皮试制度，同时备用抗过敏休克的急救药物。

(三）用药过程中应注意观察异常症状，如有皮肤瘙痒、心悸、憋气、面色苍白等，最好停药观察，及时处理。

(四）就医时，最好向诊病医生说明使用过的致敏药物，切勿再次使用以防再发。

第十一章 性传播疾病

性传播疾病（sexually transmitted diseases，STD），是指一组通过性接触可传播的感染性疾病。传统的性病只包括梅毒、淋病、软下疳、腹股沟肉芽肿和性病性淋巴肉芽肿5种，称为经典性病。自20世纪70年代以来，性病的概念逐渐被性传播疾病代替，1975年世界卫生组织（WHO）正式决定用STD命名。迄今，除上述经典性病外，WHO还把非淋菌性尿道炎、尖锐湿疣、生殖器疱疹、艾滋病、外阴阴道念珠菌病、滴虫病、人巨细胞病毒感染、阴虱病、疥疮、乙型肝炎和股癣等也列入其中，已达20余种。

引起性传播疾病的病原体种类很多，包括螺旋体、细菌、病毒、支原体、衣原体等。这些病原体广泛地存在于自然界，人们的皮肤和黏膜，特别是生殖器是它们适合的生长场所。主要是通过直接的性接触传播，有些也可间接传染，如被污染的衣服、毛巾、便器、浴盆、医疗用品等。还有些可通过血液制品及母婴垂直传播等传染。

性病是世界范围内广泛流行的传染性疾病，对人类的健康危害性很大。我国解放后经大力整治，20世纪60年代时性病在我国基本消失。但80年代后，由于人口大幅度流动，卖淫、嫖娼、吸毒等行为的死灰复燃，使性病在我国又开始流行并发病逐年上升。患者多为青壮年，不仅疾病本身可造成痛苦，而且也危害家庭，贻害子孙后代，给个人、家庭及社会造成极大伤害。所以对性病的防治是重大的社会问题，为了控制性病的蔓延，我国制定了"预防为主，防治结合，综合治理"的方针。建立健全各级性病防治机构，加强专业技术人员的培训，严格监测疫情，及时采取积极有效的防治措施；提高人们的文化素质，加强道德特别是性道德的修养，洁身自好，防止不洁性接触，进行性的知识和法制教育；个人采取预防措施，早期诊断早期彻底治疗；加强对血液制品的管理，打击吸毒贩毒。

第一节 梅 毒

梅毒（syphilis）是由梅毒螺旋体引起，主要通过性交传染。本病早期主要侵犯皮肤和黏膜，晚期可侵犯许多器官。患梅毒的孕妇可通过胎盘传染给胎儿，导致早产，死产和先天性梅毒儿。

【病因】

病原体为梅毒螺旋体（T. pallidum），由于它无色透明，一般染色不易着色，故又称苍白螺旋体，光学显微镜很难观察到，临床上常用暗视野显微镜进行检查。

梅毒螺旋体在适当生活条件下进行分裂生殖，在体外不易生存，干燥、阳光照射、肥皂水和一般消毒剂很容易将其杀死。但在潮湿的环境中，可存活数小时。

【传染途径】绝大多数梅毒患者是由性接触而传染。患梅毒的孕妇可通过胎盘而使胎儿传染梅毒。感染一般发生在妊娠4个月以后。输血或经医疗器械也可感染致病。其他方式造成间接传染的几率很小。

【梅毒的分期】

梅毒可根据传染途径的不同而分为后天（获得）性梅毒与先天（胎传）性梅毒。

（一）后天性梅毒，可分为早期（一期和二期），晚期（三期）和潜伏梅毒。早期梅毒传染性强，病期在2年内。晚期梅毒病期2年以上。潜伏梅毒为有感染史，梅毒血清反应阳性而无临床表现。

（二）先天性梅毒，无一期梅毒症状，其他同后天性梅毒。早期先天性梅毒年龄小于2岁，晚期先天性梅毒年龄大于2岁。

【临床表现】

（一）后天性梅毒

1. 一期梅毒　主要表现为硬下疳（图11-1）。潜伏期一般为2～4周，最常见的发病部位是外生殖器，男性发生于阴茎、冠状沟、龟头、包皮及系带上，女性好发于大小阴唇、阴唇系带、子宫颈上，同性恋男性常见于肛门或直肠等处。也可发生于口唇、乳房、手指等处。硬下疳初为浸润性丘疹，逐渐增大形成硬结。表面破溃形成溃疡，溃疡边缘整齐，周围隆起，溃疡面较清洁，软骨样硬度，无疼痛及压痛，内含大量梅毒螺旋体，传染性很强。硬下疳出现1周后，近卫淋巴结呈无痛性、非化脓性肿大，能活动。如不治疗一般约经3～8周自愈。

2. 二期梅毒　一般发生在感染后9～12周。梅毒螺旋体进入血液循环，形成梅毒螺旋体血症，播散至全身，引起皮肤黏膜损害，形成二期梅毒疹。在皮疹出现之前，常先有发热、全身不适、头痛等前驱症状，而后出现皮肤、黏膜表现，少数患者累及骨骼，神经系统等内脏器官。

（1）皮肤黏膜损害

1）皮肤损害形态多种多样，其中以斑疹性和丘疹性梅毒疹最常见。有时会出现脓疱性梅毒疹及梅毒性白斑。皮损主观症状轻微。

2）斑疹性梅毒疹：全身泛发，分布对称。红斑散在不融合，无自觉症状。

3）丘疹性梅毒疹：典型损害为0.5～1cm半球形浸润丘疹，色深呈紫铜色，境界清楚，对称分布，散在不融合，无症状，皮疹具有多形性，常与玫瑰糠疹、银屑病、扁平苔藓、药疹等其他皮肤病相似。具有特征性的为掌跖处皮疹，表现为浸润明显的红色斑丘疹，其上领圈状脱屑，具有特点（图11-2）。好发于皱褶多汗（如肛门、外阴、腹股沟等）部位的梅毒疹，称扁平湿疣。由于局部的温暖、潮湿和摩擦等刺激，常发生糜烂渗出，疣状增殖。其上分泌物中含大量螺旋体，传染性很强。

4）脓疱性梅毒疹：较罕见。脓疱疹有脓疱疮样、蛎壳样等多样形态。皮疹常广泛分布全身，颜面特别是前额、甲周、掌跖常被累及。

5）头部虫蚀状脱发。

（2）口腔黏膜损害：常与皮损伴发。口腔黏膜部扁平、圆形糜烂面，边缘清楚，表面有湿润灰白色伪膜，含大量梅毒螺旋体，传染性极强。好发于舌、咽、扁桃体、牙龈处，亦见于小阴唇、阴道和宫颈部。

3. 晚期梅毒　除皮肤黏膜损害外，还常累及心血管、神经和骨骼系统。晚期梅毒的皮肤黏膜损害数目少，分布不对称，破坏性大，常见的有：1）结节性梅毒疹：铜红色结节，成群不融合，呈环形、蛇形和星形，破溃后底面凹凸不平，边缘呈堤状，愈后留有羊皮纸样瘢痕。常见于头部、背部及四肢伸侧；2）树胶肿：亦称梅毒瘤。出现时间较晚，为皮下结节增大后中心坏死，形成边沿锐利的溃疡，分泌带血性树胶样脓液。常单发，好发于头、面及小腿。

(二) 先天梅毒

1. 早期先天梅毒　多在出生后 3 个月以内出现症状，患儿发育差，营养不良呈小老人。损害好发于口周、臀部、掌跖等处，为深红色浸润性斑块，表面大片脱屑。发生在口周或肛周者，常呈放射状皲裂，愈后留有放射状瘢痕。黏膜损害主要是鼻黏膜肿胀，糜烂。重者发生溃疡或坏死，鼻中隔破坏形成鞍鼻。此外还可侵犯骨骼、内脏等，全身淋巴结肿大。

2. 晚期先天梅毒　多在 2 岁以后发病。除与后天三期梅毒相同外，还有三大特征：（1）实质性角膜炎，严重影响视力；（2）神经性耳聋，突然发生听力障碍，甚至耳聋；（3）楔状齿。

【实验室检查】

(一) 梅毒螺旋体检查　检查皮损处的梅毒螺旋体，尤其是硬下疳、扁平湿疣和黏膜损害。

1. 暗视野检查　对早期诊断具有十分重要的价值，特别是一期梅毒。

方法：在皮损处用玻璃片刮取组织渗出液或淋巴结穿刺液，涂片用暗视野显微镜检查见有活动的梅毒螺旋体即可确诊。

2. 免疫荧光染色　用异硫氰酸荧光素（FITC）标记的抗梅毒螺旋体抗血清，加入待检早期梅毒损害分泌物，在荧光显微镜下观察，可见绿色荧光者为阳性。

(二) 梅毒血清试验　一般一期梅毒后期和二期梅毒时呈阳性反应。

1. 非梅毒螺旋体抗原血清试验　以心磷脂作抗原，检查血清中抗心磷脂抗体。临床上常用的有：①性病实验室玻片试验（VDRL）。②不加热血清反应素试验（USR）。③快速血浆反应素试验（RPR）等，均为筛查试验。敏感性高，特异性低，且易发生生物学假阳性。目前一般作为筛选和定量试验，观察疗效，复发及再感染。

2. 梅毒螺旋体抗原血清试验　用活的或死的梅毒螺旋体来检测抗梅毒螺旋体抗体，是特异性梅毒血清学试验，用于确诊。常用的有：①荧光螺旋体抗体吸收试验（FTA—ABS）；②梅毒螺旋体血凝试验（TPHA）。即使患者经过足够治疗，血清反应持续阳性。因此，不能用于观察疗效。

【获得性早期梅毒的诊断要点】

(一) 不洁性生活史。

(二) 外阴部无痛性硬结溃疡。

(三) 泛发皮疹，特别是掌跖铜红色鳞屑性斑疹及肛周扁平湿疣。

(四) 梅毒螺旋体检查及血清试验阳性。

【治疗与预防】

(一) 早期梅毒（一期、二期、早期潜伏）

1. 青霉素　①苄星青霉素 G（长效西林）240 万单位，分两侧臀部肌注，每周 1 次，共 2～3 周；②普鲁卡因青霉素 G 80 万单位，肌内注射，每日 1 次，连续 10～15 天，总量 800～1200 万单位。

2. 青霉素过敏者可选用：①盐酸四环素 500mg，每日 4 次，口服、连服 30 天。②强力霉素 100mg，每日 2 次，口服、连服 30 天。③红霉素，用法同四环素。

首次应用青霉素治疗后有的患者出现吉海反应（jarisch—Herxheimer），这是由于螺旋体被青霉素杀死时病原体溶解释放出的异性蛋白所致。此反应多在用药后 3～12 小时出现。表现为流感样症状，如体温上升、头痛、关节痛、全身不适，皮损可暂时加重，骨膜炎疼痛，一般24小时缓解。为减轻吉海反应，可在治疗前服用小量泼尼松。

（二）晚期梅毒及二期复发性梅毒（包括晚潜伏梅毒）

苄星青霉素G，240万单位，分两侧臀部肌注，每周1次，连续3周。

普鲁卡因青霉素G，80万单位，每日1次，肌注连续20天为一疗程。也可根据情况休药，2周后进行第2个疗程。

【随访】

梅毒常规治疗后应随访2～3年，第一年每3个月复查一次，以后每半年复查一次。

【护理问题】

（一）焦虑：与疾病病程长及社会舆论导致心理负担加重有关。

（二）组织完整性受损：梅毒螺旋体病毒引起皮肤、黏膜破损及组织器官衰竭。

（三）知识缺乏：与梅毒知识缺乏有关。

（四）有感染的危险：梅毒螺旋体感染所致。

（五）营养缺乏：与各种并发症有关。

【护理措施】

（一）早期梅毒传染性极强，应注意隔离治疗，为患者单独安置病房治疗，加强消毒隔离措施。患者的用物单独处理，按传染病消毒方法执行；医护人员加强自我保护，按传染病隔离制度执行，接触患者要穿隔离衣，戴手套为患者穿刺时，防止刺破皮肤黏膜而感染；对患者的每一项操作严格按照无菌操作原则，避免医源性感染。

（二）晚期应嘱患者卧床休息，因部分患者可能会出现发热、疼痛、皮肤和黏膜损害甚至精神神经症状，加强生活护理和给予对症措施。晚期患者因内脏器官受累出现一系列脏器感染和衰竭症状，进行保护性隔离治疗，加强肠外营养增加机体抵抗力，并加强生活护理。皮肤黏膜有深部溃疡出现的，加强无菌换药。

（三）做好心理护理，宣传疾病知识，讲解治疗过程和传播途径，能使患者了解疾病知识，正确认识疾病给个人、他人、社会带来的不利影响及危害。交谈时避免过激、挖苦、嘲讽语言，进行有效沟通，减轻其精神压力，消除心理障碍，让患者有信任感、安全感，使患者对治疗有信心，很好地配合治疗。

（四）药物护理：严格执行青霉素皮试制度，观察药物反应，首次用药后3～12小时左右可发生"吉海反应"，持续5～6小时自行缓解（可备好抗过敏药物），对此反应要告知患者让其安心，对发生过敏性休克症状的及时通知医生，做好急救处理（同过敏性休克抢救过程）。

（五）青霉素静脉输液每日4次，需选择静脉留置套管针，针孔处贴输液膜并写好穿刺时间，3天更换1次，输液时间要14天，应注意合理选择静脉进行穿刺，观察穿刺局部有无红肿渗出、疼痛，及时处理。

【健康宣教】

（一）定期门诊复查，对妊娠妇女严格产前检查，消除先天梅毒儿和减少胎儿死亡率。对患梅毒的妊娠妇女如发生宫缩明显或胎动减少，应嘱孕妇去产科就诊。

（二）治疗期间避免性生活，注意隔离。污染内裤、浴巾及其他衣物煮沸消毒，分开洗浴用具，禁止与婴幼儿、儿童同床、同浴。

（三）宣传教育，严禁卖淫、嫖娼，避免婚外性行为。对其性伴进行检查、诊治，防止性病的再传播与再感染。

（四）严禁使用不洁的血液制品或其他的生物制品，严禁使用已用过的注射器，推广使用一次性物品。献血时严格把关对献血者严格审核，严格无菌操作，规范献血制度。

（五）严禁吸毒，让患者多阅读吸毒造成社会危害性的材料，加强法制教育，防止犯罪行为发生，避免共用注射器针头。

第二节 淋 病

淋病（gonorrhea）是由淋球菌引起的泌尿生殖系统的化脓性炎症。主要通过性接触传播；也可经血行播散，造成淋球菌性菌血症，引起其他器官的感染，甚至造成不孕不育；若产妇感染可在分娩过程中通过产道传染给婴儿。本病传染性强，是我国目前发病率最高的一种性传播疾病。

【病因】 病原菌为淋球菌，又称奈瑟淋球菌、淋病双球菌。革兰染色阴性，双肾形。淋球菌适宜在35～36℃湿润的环境中生长，不耐干热和寒冷，干燥环境1～2小时死亡，在脓汁中10～24小时仍有传染力，离人体不易生存，一般消毒剂容易将其杀死。

【临床表现】 潜伏期一般为2～10天，平均3～5天。

（一）男性淋病 尿道口瘙痒及灼热感，尿道口发红、水肿、尿道分泌稀薄黏液。1～2天后出现尿痛、尿急、尿频，尿道分泌黄色黏稠的脓液，早晨时分泌物增多，可粘住尿道口，故称"糊口"现象。（图11-3）少数患者发热、乏力、腹股沟淋巴结肿大。

（二）女性淋病 症状比男性淋病轻或无症状故较少就医或被漏诊。女性淋病好发部位为子宫颈，其次为尿道、尿道旁腺及前庭大腺。检查见宫颈充血或轻度糜烂、触痛，阴道脓性分泌物增多。女性尿道炎症状较轻，主要表现为尿道口充血、水肿、脓性分泌物较少，容易上行引起膀胱炎。

（三）儿童淋病 以新生儿眼炎和幼女淋菌性外阴阴道炎多见。前者经产道感染，俗称"脓漏眼"，表现为结膜充血水肿，大量脓性分泌物，如治疗不及时可累及角膜虹膜甚至全眼，最终导致失明。后者多由间接感染，因儿童期阴道上皮较薄、pH偏碱性，极易被淋菌感染，临床上表现为尿道、外阴及阴道红肿、疼痛，脓性分泌物。

男性淋菌性尿道炎如治疗不彻底，可引起尿道球腺炎，前列腺炎、精索炎、附睾炎、精囊炎、尿道狭窄、输精管梗阻而导致继发不育。女性淋病未及时治疗引起淋病性盆腔炎，输卵管狭窄或闭塞，可引起宫外孕或不孕症。

【实验室检查】

（一）淋球菌涂片镜检：脓性分泌物涂片，革兰染色，油镜下可见白细胞内或外革兰阴性双球菌。

（二）培养：常用的培养基有改良的T—M培养基，巧克力琼脂培养基。根据菌落形态、革兰染色和氧化酶试验进行鉴定。

【诊断要点】

（一）有不洁性接触史。

（二）临床表现：男性为尿道炎。女性为子宫颈炎。脓性分泌物。

（三）淋球菌检查阳性。

【治疗与预防】

（一）无合并症的淋病 淋菌性尿道炎（宫颈炎）首选头孢三嗪，250mg，一次肌内注射；或大观霉素，2g（宫颈炎4g）一次肌内注射。

（二）有合并症淋病　头孢三嗪500mg，或大观霉素2.0g，12小时静脉注射1次，5日后改为250mg，每日肌注1次，连续10天以上，或大观霉素2g肌内注射，每日2次，连续10日以上。

（三）避免不洁性接触，使用避孕工具。

【护理问题】

（一）排尿不适：由淋球菌侵犯尿道所致。

（二）焦虑：对本病缺乏了解，怕医治不好或传染他人。

（三）疼痛：与淋球菌侵犯组织器官导致出现炎症反应有关。

（四）知识缺乏：缺乏淋病感染途径及相关预防措施。

【护理措施】

（一）正确宣教淋病的知识，对有尿道疼痛及精神症状的患者耐心讲解病情，加强心理护理，使其精神放松、减轻压力、减少心理负担、消除恐惧感，增加对疾病的知识。

（二）治疗期间停止性行为，耐心接受治疗。淋球菌易随血行播散，注意防止并发症。

（三）急性期污染内裤、毛巾，浴巾分开使用、放置，防止造成眼部感染，如眼结膜炎。

（四）适当休息，避免刺激性食物，如酒、浓茶、咖啡等，鼓励患者多饮水。

（五）做好外阴部位清洁，用碘伏稀释液清洁会阴和尿道口，保持外阴部位干燥。

（六）分娩后对新生儿立即用1％硝酸银液滴眼。

【健康宣教】

（一）加强防治的宣传教育工作，采用多种形式，宣传淋病的危害性，重点是性病的防治知识。

（二）劝说性同伴或配偶同时接受检查治疗。鼓励使用避孕套，降低淋球菌感染发病率。

（三）注意个人卫生，与家人隔离，污染衣物分开放置，用具分开放置使用，并进行消毒处理。

（四）淋球菌传染性极强，治疗不彻底易转为慢性，给治疗工作带来难度，为患者带来生理和心理上的痛苦。

第三节　非淋菌性尿道炎

非淋菌性尿道炎（nongonococal urethritis，NGU）是指经性接触传染的由淋菌以外的其他病原体所引起的尿道炎。本病的大多数病原体是沙眼衣原体，还有支原体、阴道毛滴虫、白色念珠菌和单纯疱疹病毒等。

【临床表现】　潜伏期10～20天，起病较缓，病程较长。

（一）男性非淋菌性尿道炎　表现为轻重不一的尿道炎症状，尿道口轻度红肿，常于晨起见尿道口较稀薄的黏液分泌物。

（二）女性非淋菌性泌尿生殖道炎，临床症状不明显。阴道白带多，阴道及外阴瘙痒，宫颈水肿、糜烂。

（三）若处理不当，男性继发急性附睾炎、慢性前列腺炎及尿道狭窄。女性继发前庭大腺炎、阴道炎、输卵管炎及盆腔炎、子宫内膜炎、输卵管炎，甚至不孕。

【实验室检查】

(一) 分泌物涂片镜检　男性尿道分泌物涂片革兰染色检查可见多形核白细胞,在油镜(1000倍)下平均每视野≥5个为阳性。女性宫颈分泌物,油镜下平均每视野多形核白细胞≥10个有诊断意义。

(二) 尿液检查　取晨起首次尿或排尿间隔3～4小时的尿液(前段尿15ml)沉渣平均每高倍视野≥15个多形核白细胞,有诊断意义。

(三) 除外淋球菌的感染。

【诊断要点】

(一) 有不洁性接触史。

(二) 潜伏期10～20天。

(三) 尿道炎症状及尿道内有稀薄分泌物。

(四) 分泌物涂片或培养查不到淋球菌,但可查见中性白细胞,在油镜(1000倍)下平均每视野≥5个以上。

【鉴别诊断】主要和淋病鉴别。淋病性尿道炎潜伏期短,尿道炎症状重,尿道分泌多而呈脓性,分泌物涂片或培养可查见淋球菌。

【治疗与预防】

(一) 阿齐霉素1g顿服。强力霉素100mg口服,每日2次,连续7～10天。米诺环素100mg口服,每日2次,连服10天。

(二) 避免不洁性行为,配偶应同时诊治。

【护理问题】

排尿不适:由淋球菌侵犯尿道所致。

【护理措施】

(一) 注意隔离,停止性行为,污染衣物及用具注意消毒。

(二) 适当休息,避免刺激性食物,如酒、浓茶、咖啡等,鼓励患者多饮水。

(三) 做好外阴清洁,用碘伏稀释液清洁会阴和尿道口。

(四) 分娩后对新生儿立即用1%硝酸银液滴眼。

【健康宣教】

(一) 宣传不健康行为对社会的危害和影响。

(二) 劝说性同伴同时接受检查治疗。鼓励使用避孕套,降低淋球菌感染发病率。

(三) 注意个人卫生,用具分开使用,衣物单独消毒处理。

第四节　尖锐湿疣

尖锐湿疣(condyloma acuminatum, CA)又称生殖器疣或性病疣。是由人类乳头瘤病毒(human papilloma virus, HPV)感染引起的增生疾病。主要通过性接触传染,也可通过公共浴室、浴盆、毛巾、内裤等其他途径传染。尖锐湿疣主要和HPV6、HPV11、HPV16、HPV18、HPV31、HPV33型等有关。病毒在潮湿的环境中易生存繁殖,好发于男女生殖器、肛门等处,易复发。与生殖器、肛门部位的鳞状细胞癌相关。

【临床表现】　潜伏期1～8个月,平均3个月。尖锐湿疣好发于男性的冠状沟、龟头、包皮、包皮系带、尿道口;女性的大小阴唇、阴蒂、子宫颈、阴道及肛周。同性恋患者可见于肛门及直肠。损害初发时为红色柔软的丘疹，帽针头至绿豆大小，逐渐变大变多，相互融合，呈乳头状，鸡冠状或菜花状（图11-4）。患者多数无自觉症状，少数感觉局部瘙痒。阴道、子宫颈尖锐湿疣可出现阴道白带增多。

【实验室检查】

（一）组织病理检查：表皮呈乳头瘤样增生，颗粒层和棘层上部细胞有明显空泡形成。

（二）醋酸白试验　用3％～5％的醋酸液局部外涂或湿敷3～5分钟后，可见在HPV感染区域发白，即所谓的"醋白现象"，醋白试验对早期辨认尖锐湿疣是一个简单易行的检查方法。

（三）PCR方法检测HPV病毒。

【诊断要点】

（一）阴肛部位疣状丘疹或疣状增生物。

（二）醋酸白试验阳性。

（三）组织病理：乳头瘤样改变，在棘层空泡细胞。

【鉴别诊断】：需要和二期梅毒疹的扁平湿疣，鲍温样丘疹病，假性湿疣，阴茎纤维丘疹病等好发于生殖器部位的其他增生性疾病鉴别。

【治疗与预防】

（一）局部外用治疗

1. 0.5％鬼臼毒素酊　将药液涂于疣体上，每天2次，连续3日，停药4日为一疗程。药品有局部刺激作用，注意保护周围正常组织。有致畸作用，孕妇禁用。

2. 30％～50％三氯醋酸溶液或5％5-氟尿嘧啶（5-Fu）软膏外用，每日1次，孕妇禁用。

（二）物理疗法

1. 冷冻治疗　液氮冷冻，损害多者可分次进行。

2. 激光治疗　CO_2激光烧灼。

3. 电灼治疗　利用高温直接烧灼疣体。

（三）手术治疗　适用于单发或巨大尖锐湿疣。

（四）内用治疗

1. 干扰素　一般用γ-干扰素，可全身应用或病损内注射。剂量：100万单位至300万单位，皮下或肌内注射，隔日或每周注射2次。

2. 左旋咪唑　具有免疫调节作用，可增强淋巴细胞的功能。左旋咪唑片50mg口服，每日3次，连服3天停药11天，为一疗程，可连续服用数个疗程。

3. 转移因子，皮下注射，每次2ml，每周2次，连续3周。

因本病潜伏期长，各种治疗后均有复发可能，故应注意随访。

【护理问题】

（一）局部不适：与疣状物侵犯皮肤黏膜有关。

（二）有感染的危险：局部处理后，皮肤破损、溃烂引起。

（三）焦虑：与本病易复发并有传染性有关。

（四）知识缺乏：与缺乏尖锐湿疣感染途径及预防措施的相关知识有关。

【护理措施】

（一）宣传本病知识，讲解好发部位的皮损如何保护，减少摩擦产生的红肿、破溃。疾病易反复，需耐心讲解疾病发生、发展及治疗过程，减轻患者心理压力，解除思想包袱，缓解焦虑情绪。

（二）观察疣体形状、大小及气味变化，嘱其适当休息，少活动，减少局部摩擦，防止出血和感染。

（三）由于反复感染或对于巨大损害有发生恶变的可能，女性患者应进行妇科宫颈涂片检查，男性患者应进行尿道口、肛周检查，一经发现及早治疗。

（四）熟悉各种治疗方法，备齐用物配合医生进行换药，做好消毒隔离、器械污物处理工作。

（五）注意液氮冷冻、外用药使用后的局部皮损变化，及时观察治疗效果。

（六）提高机体抵抗力，增加营养，注意休息，缓解压力。

【健康教育】

（一）定期随访，做好药物使用的院外指导，完全治愈前避免性生活。

（二）提倡使用避孕套，避免婚外性行为，洁身自爱。

（三）一旦复发及时治疗，性伴或配偶应同时去医院检查。治疗期间避免性生活。

（四）患者内裤、浴巾等应单独使用和消毒处理。

第五节　生殖器疱疹

生殖器疱疹（genital herpes）是由单纯疱疹病毒（herpes simplex virus，HSV）Ⅱ型感染所致的生殖器皮肤黏膜的传染病。主要通过性接触而传染。

【临床表现】

皮损好发于男性包皮、龟头、冠状沟、尿道和阴茎，女性的阴唇、阴蒂、肛周和阴道，潜伏期平均 6 天，局部先有烧灼感，继之出现红斑，表面簇集水疱，疱破后形成糜烂或浅溃疡。腹股沟淋巴结肿大。一般数日至二、三周结痂自愈，但病毒可长期潜伏在神经节中，当疲劳、月经来潮、精神紧张、气候变化等情况下，往往在原处复发。

【诊断要点】

（一）外阴生殖器部位，限局的红斑，表面簇集水疱，糜烂或表浅溃疡。

（二）局部有烧灼感。

（三）同一部位，反复发作。

【治疗与预防】

（一）内用治疗　原发性生殖器疱疹全身抗病毒治疗：阿昔洛韦 200mg，口服，每日 5 次，连用 7～10 日；或伐昔洛韦 300mg，口服，每日 2 次，连用 7～10 日；泛昔洛韦 250mg，口服，每日 3 次，连用 7～10 日。复发性生殖器疱疹最好在患病 24 小时之内开始治疗，阿昔洛韦 200mg，口服，每日 5 次，连用 5 日；或伐昔洛韦 300mg，口服，每日 2 次，连用 5 日；泛昔洛韦 250mg，口服，每日 3 次，连用 5 日。

（二）外用治疗　局部保持清洁干燥，可外用阿昔洛韦霜、喷昔洛韦凝胶和酞丁胺等。

【护理问题】与尖锐湿疣相同

【护理措施】

（一）宣传疾病知识，使其了解病情，在疱疹活动期避免性生活，直到治疗彻底，痂皮全部脱落。选择阿昔洛韦等对疱疹敏感、副作用少、安全有效药物积极治疗，减轻症状，缩短病程。

（二）隔离治疗，注意发病部位的局部清洁，免疫功能低下或有免疫缺陷的患者，局部皮损重，病程长，应积极治疗局部感染，分泌物及用物加强消毒处理，对反复感染者加强用物灭菌处理，防止继发感染。

（三）配合医生进行局部换药工作，妊娠期间易复发，应进行妇科方面的检查，防止对胎儿造成影响。

（四）熟悉各种治疗方法，备齐用物配合医生进行换药，做好消毒隔离、器械污物处理工作。

（五）注意休息，避免劳累、精神紧张，增加营养，提高机体免疫力。

（六）因生殖器疱疹易复发、有疼痛症状，女性复发少但症状重，患者容易出现焦虑、烦躁。需加强心理护理，减轻其精神和心理压力，缓解痛苦。

【健康教育】

（一）避免不洁性行为，患病期间避免性生活。

（二）发现不适感应及时就医，性伴应到医院检查，做到早发现、早诊断、早治疗。

（三）加强宣传非婚性生活、多性伴或不安全性接触是传播此病的主要途径，自觉抵制或纠正这类不良行为，提倡使用避孕套。

（四）围产期保健工作中一旦发现孕妇患病，及时治疗。若在妊娠后期出现疱疹病毒感染，应劝其做剖宫产，以免胎儿感染。

（五）易感人群保护性提高免疫力的方法是使用疫苗。

第六节 艾 滋 病

艾滋病（acquired immunodeficiency syndrome，AIDS）即获得性免疫缺陷综合征，是由人类免疫缺陷病毒（human immunodeficiency virus，HIV）所致的传染病。1981年由美国疾病控制中心首先报道，1982年正式命名。我国在1985年发现了第一例艾滋病毒感染病例。

【病因】 引起艾滋病的病原体HIV是一种逆转录RNA病毒。通过逆转录酶，将其RNA转录为DNA。病毒对热敏感，在56℃时30分钟可被杀死，各种消毒剂对病毒均有良好的灭活作用。HIV破坏辅助性T细胞（CD4细胞）引起人体细胞免疫严重缺陷，使患者反复出现各种机会性感染和恶性肿瘤，死亡率极高。目前对此病尚无有效的治疗方法。

【传染途径】 性接触传播、血液传播和母婴传播。

【临床表现】 潜伏期（感染艾滋病病毒到发展为艾滋病的时间）一般为2～15年。艾滋病的窗口期（感染HIV到形成抗体所需时间）2周～3个月，根据细胞免疫缺陷程度和临床表现的不同，一般艾滋病分为以下三期。

（一）急性HIV感染：在感染HIV3～4周，可出现非特异性的临床表现，如发热、出汗、乏力、关节痛、部分可出现皮疹，如斑疹、玫瑰糠疹或荨麻疹。有的腹痛、腹泻等。实验室检查白细胞数正常，单核细胞增加，血小板轻度减少。

（二）无症状HIV感染，常无任何症状及体征，部分患者全身淋巴结肿大，血清抗HIV抗体阳性，CD4淋巴细胞总数正常。

（三）艾滋病 免疫功能低下，持续低热、腹泻，淋巴结肿大。出现各种机会感染，最具代表性的是卡氏肺孢子虫肺炎；继发各种恶性肿瘤，其中最常见的是卡波西肉瘤。血清中抗 HIV 抗体阳性，$CD4^+$ T 淋巴细胞数明显下降。

【实验室检查】

（一）HIV 检查

1. 病毒分离培养　对诊断有特异性，但昂贵、费时，不能普遍应用。

2. 抗体检测　常用酶联吸附试验（ELISA）和免疫印迹试验。前者敏感性及特异性均好，可做初筛试验，需重复两次阳性，才可确定；后者测定病毒的结构蛋白特异性很高，常做确诊试验。

（二）免疫功能检查：外周血淋巴细胞减少，CD4＜200/mm，CD4/CD8＜1。

【治疗与预防】

艾滋病目前尚无有效的治疗方法和疫苗，为了防止疾病的蔓延，预防措施非常重要。

（一）内用治疗　抗病毒治疗：

1. 核苷逆转录酶抑制剂　如齐多夫定（叠氮胸苷）、3 硫胞苷（拉米夫定）、双脱氧肌苷（地丹诺辛）、双脱氧胞苷（扎西他滨）、双氢双脱氧胸苷（司他夫定）。

2. 蛋白酶抑制剂　如瑞托那伟（RTV）、沙奎那伟（SQR）、依地那伟（IDV）、肉非那伟（NFV）。目前采用所谓"鸡尾酒疗法"：即用蛋白酶抑制剂与逆转录酶抑制剂联合应用，取得了很好的疗效。

3. 非核苷类逆转录酶抑制剂，如尼维拉平（NVP）、台拉维定（DVD），罗维拉特（LVD）。

（二）免疫缺陷的治疗　α-干扰素（IFN-α）白细胞介素 2（IL-2），丙种球蛋白，胸腺因子等。

（三）条件性感染的病因治疗，针对各种条件性感染的病原菌，采用相应的药物进行治疗。

（四）中医中药　主要是增强机体的免疫功能，以调动整体的抗病能力。

【护理问题】

（一）感染的危险：HIV 病毒感染和抵抗力下降有关。

（二）组织完整性受损：与感染 HIV 病毒后出现皮疹有关。

（三）营养缺乏：与疾病导致身体消耗有关。

（四）知识缺乏：缺乏艾滋病的感染及传播知识。

（五）焦虑：与疾病无法治愈有关。

（六）恐惧：与预感疾病导致死亡及传染他人有关。

（七）躯体移动障碍：与疾病导致身体极度消耗有关。

【护理措施】

（一）向患者宣教关于艾滋病的相关知识，有三条传播途径：性接触、血液、母婴传播；HIV 病毒存在于血液、精液、阴道分泌物及乳汁中等。告知 HIV 病毒感染者及其性伴有感染艾滋病的可能，要对其进行及时的检测。

（二）做好相应的心理护理：多与患者交谈，了解焦虑程度，耐心讲解病情，减轻精神压力，创造安全环境，配合医生治疗，给患者树立战胜疾病的信心。医护人员对患者做到不歧视，尊重患者的人格，有义务为患者隐私保守秘密，实行保护性医疗。

（三）患者接受隔离治疗，每日进行病房紫外线照射消毒一小时，定时通风换气。重症患者加强生活护理，对其要求尽可能地满足，并要不断地鼓励患者树立信心，战胜病魔。对过分的要求不要有怨言和反感，应耐心的说服教育，使患者保持良好的心态。

（四）进行任何操作时严格按照无菌操作原则，防止医源性感染，同时医护人员也要保护好自身，操作时穿隔离衣、戴手套、戴口罩，认真仔细地进行操作。动作要轻快，减少患者痛苦的时间。

（五）患者身体营养消耗非常大，早期体重下降、腹泻，晚期呈恶液质体质，要大量地增加营养补给，肠内、肠外、口服、静脉等通过各种途径给予支持疗法，提高免疫力，延长生命的时间。

（六）患者免疫力低下，易出现皮肤细菌、真菌感染，易出现肿瘤、丧失自理能力、无定向力、无逻辑思维能力，可呈痴呆状，疾病各期要密切观察病情。加强生活护理和心理护理，给予心理上的安慰。

【健康教育】

（一）控制艾滋病的传播途径　性接触、母婴传播、血液传播。规范献血制度，对献血者进行严格审核，避免含有HIV病毒的血制品进入医疗机构。严禁吸毒，防止吸毒人群共用注射器针头，推广一次性注射器的使用。对密切接触者及时进行检测和相关知识宣教。

（二）普及关于艾滋病的知识，避免感染者接吻、性交，减少同性恋和性病。减少艾滋病的感染率。建立健全疫情报告的登记制度和性病防治机构，全面开展性病监测，以预防为主早期发现患者，定期随访，综合治理，才能杜绝性传播疾病的根源。

（三）对孕妇进行严格的HIV化验检查。预防感染HIV的孕妇传染给胎儿，减少胎儿的感染率和死亡率。

第十二章 红斑鳞屑性皮肤病

红斑鳞屑性皮肤病是一组皮损以红斑、丘疹、鳞屑为主的常见皮肤病，病因不明。

第一节 银屑病

银屑病（psoriasis）俗称牛皮癣，是一种常见的病因不明的慢性红斑鳞屑性皮肤病，和感染、遗传、精神神经因素、内分泌因素等有关。男女老幼均可患病，多见于青壮年。病程长，常反复发作。

【临床表现】

（一）寻常型银屑病（psoriasis vulgaris）　是常见的一型，可发生于任何年龄，但以青壮年患病最多，自觉有不同程度的瘙痒，病程较长，容易复发。皮损可发生于全身各处，以头皮及四肢伸侧多见，尤其是肘、膝关节的伸面，常对称分布。初起一般为炎性红色丘疹，约粟粒至绿豆大，以后逐渐扩大或融合成为斑片，边界清楚，周围有炎性红晕，表面覆有干燥的银白色鳞屑，轻轻刮除表面鳞屑可露出半透明薄膜，称为薄膜现象，再刮去薄膜可见到小出血点，呈露珠状或筛孔状，称为点状出血现象（Auspitz征），是银屑病特征性损害（图12-1）。

银屑病皮损可出现多种形态，根据其表现可分别称之为点滴状银屑病、钱币状银屑病、环状银屑病、地图状银屑病、蛎壳状银屑病等。损害发生在特殊部位，可有特殊的临床表现。发生于头皮者，毛发呈束状，但毛发不脱落，称为束状发；发生于面部者，鳞屑较少，颇似脂溢性皮炎；指（趾）甲如受累，甲板上可出现点状凹陷，甲板不平，有时出现纵嵴、横沟、甲板肥厚、甲剥离等。

寻常型银屑病临床上一般可分三期。①进行期：起病急，新皮疹不断出现，旧皮疹不断扩大，波及全身，损害呈鲜红色，瘙痒较著。如搔抓、摩擦、注射或外伤等，可在受伤部位发生银屑病损害，称"同形反应"。②静止期（稳定期）：基本无新疹发生，旧疹也不消退。③退行期：此期皮疹颜色变浅，鳞屑变薄而细小，逐渐消退，留有暂时性色素脱失或色素沉着斑。

多数患者夏季减轻或痊愈，冬季加重，少数患者则无此规律。

（二）脓疱型银屑病（psoriasis pustulosa）本型较少见。一般分为泛发型及掌跖脓疱型银屑病两种。

1. 泛发性脓疱型银屑病　多见于中年，可见于寻常型、关节病型或红皮病型患者，常由于停用激素或其他诱发因素所诱发。起病急，损害主要为全身广泛性的炎性鳞屑斑，其上出现密集的针头至粟粒大小黄白色浅在性无菌性小脓疱，融合成脓湖，并反复发生，成批或陆续出现，鳞屑增多。急性发作时，常伴有全身症状，如高热、寒战、关节痛及白细胞增高。四肢屈侧及皱襞部常因摩擦出现糜烂、渗液、结痂或脓痂。指（趾）甲可出现萎缩、碎裂或溶解，甲板肥厚，甲床亦可出现小脓疱。病情较重，常呈周期性复发。

2. 掌跖脓疱型银屑病　主要侵及掌、跖部。损害为对称性红斑，其上出现针头至粟粒大小的脓疱，疱壁较厚，不易破裂，经1～2周后可自行干涸结痂，脱屑。脓疱反复发生。指（趾）甲板呈点状凹陷，甲变形、肥厚，重者甲下积脓。在身体其他部位可见到银屑病皮损。患者一般情况良好。病程长，反复发作。

（三）关节病型银屑病（psoriasis arthropathica）本型约占银屑病的1%～2.5%。银屑病患者中关节炎发病率为6.8%，好发于女性。往往在银屑病久病之后，也可经反复发作症状恶化后造成。除典型的银屑病损害外，还伴有关节病变，类似类风湿性关节炎症状。大小关节均可受累，特别是手指小关节、颈椎、骶髂关节，其次为肘、膝关节。表现为肿胀、疼痛，重者关节腔积液，活动受限，以致关节僵硬、畸形。其关节症状往往与皮肤症状同步加重或减轻。重者可伴有发烧、贫血等全身症状。血沉增快，类风湿因子阴性。X线检查：受累关节边缘呈虫蚀样骨质损毁及骨质疏松，重者可有骨质吸收。

（四）红皮病型银屑病（erythroderma psoriaticum）此型多因治疗不当，特别是寻常型银屑病进展期应用刺激较强的外用药（如高浓度的水杨酸）或长期大量激素治疗时突然停药所致。临床表现为剥脱性皮炎。全身皮肤呈弥漫性发红肿胀，其间可见岛屿状正常皮肤，表面有大量麸皮样鳞屑脱落。手足部脱屑如破手套或袜套样，指（趾）甲变厚脱落。常伴发热，畏寒，浅表淋巴结肿大等。病程长，可反复。

【组织病理】

表皮角化不全，角层内或角层下可见嗜中性粒细胞聚积成牟罗（Munro）小脓肿。棘层肥厚，皮角延长，颗粒层缺如。真皮乳头上升呈杵状，接近角质层血管弯曲、扩张。血管周围有轻度到中度淋巴细胞、组织细胞和少量多形核白细胞浸润。脓疱型银屑病棘层上部可见Kogoj海绵状脓疡。

【诊断要点】

（一）皮损为斑丘疹或斑块，急性期常有薄膜现象、点状出血现象及同形现象，静止期和退行期为银白色片状鳞屑。

（二）好发于四肢伸侧及头皮。

（三）病程慢性，反复发作。

【治疗与预防】

本病治疗方法很多，但目前尚无根治方法，不能解决复发问题。

（一）内用疗法

1. 一般疗法：根据不同病例的不同诱发因素，如精神因素、上呼吸道感染等，给予对症治疗。对瘙痒明显者可给予镇静剂或抗组胺制剂。

2. 免疫抑制剂：能阻止细胞分裂，目前主要用于治疗红皮病型、关节病型、泛发性脓疱型银屑病和一般治疗效果不好的严重寻常型银屑病，但副作用较多，应慎用。常用药有甲氨蝶呤等。

3. 皮质类固醇激素：只适用于红皮病型、关节病型和泛发性脓疱型银屑病。开始用量宜充足，病情控制后，逐渐减量，直至维持量或停用。停药后易复发，如骤然停药可诱发脓疱型银屑病。

4. 维甲酸类：单独服用或与其他治疗联合应用有较满意的疗效。此类药物主要包括第二代维甲酸类药物，如依曲替酯和依曲替酸。对脓疱型银屑病、红皮病型银屑病和严重的寻常型银屑病治疗效果较好。主要副作用为致畸形，皮肤黏膜干燥，毛发脱落，血脂升高，肝脏损害等。

5. 环孢素 A 对于常规方法治疗无效的泛发性斑块型银屑病、脓疱型银屑病、关节病型银屑病可选用，可每日 3～10mg/kg，维持量每日 3～5mg/kg。该药有一定的肾损害，可引起高血压。

6. 中医中药 常用口服中成药物为复方青黛胶囊和消银片等。

（二）外用治疗 应根据病损急慢性炎症情况采用不同治疗措施。在进展期可用安抚保护剂，如氧化锌软膏、皮质激素软膏等，应禁用刺激性药物，在治疗中如出现刺激现象应立即停药。稳定期、退行期可选用 5%～10% 焦油制剂（如黑豆馏油、煤焦油等），5%～10% 水杨酸软膏，0.1%～0.5% 蒽林软膏，钙泊三醇软膏等。

（三）物理疗法 常用浴疗、光疗和光化学疗法等。

1. 浴疗：常用硫磺浴、糠浴、矿泉浴、海水浴、中药浴等。

2. 光疗：指紫外线照射，主要是指 UVB，适用于静止期冬季加重的病例，在照射前局部涂煤焦油可提高疗效。目前尚有窄谱 UVB（波长 311nm），治疗更安全有效。

3. 光化学疗法（PUVA）：主要是口服 8-甲氧补骨脂素（8-MOP），加黑光（长波紫外线，UVA）照射产生光毒反应，抑制角质形成细胞 DNA 的合成。方法：口服 8-MOP（0.5～0.6mg/kg），服药后 2 小时再用 UVA 照射，以最小红斑量开始，根据皮损情况酌情增减。隔日照射 1 次，治愈后巩固治疗 1 个月。经 30 次治疗无效者，可停止治疗。用 PUVA 治疗须采取预防白内障措施，服 8-MOP 后须戴墨镜。长期治疗者注意继发皮肤癌。光敏患者、严重系统疾病及妊娠者禁用。

【护理问题】

（一）自我形象紊乱：面部及全身皮损所致。

（二）睡眠形态紊乱：由于皮肤瘙痒、关节疼痛等的影响。

（三）瘙痒：皮疹产生变态反应所致。

（四）焦虑：皮损反复发作或治疗效果不佳所致。

（五）营养失调：皮损脱屑消耗大量营养，机体摄入量低于机体需要量。

（六）知识缺乏：缺乏对该病的了解，有时治疗不规范，乱用药物等。

【护理措施】

（一）本病加重常与精神因素有关。耐心向患者讲解疾病知识，安慰患者解除顾虑极为重要，本病为良性病，虽然病程缓慢反复发作，且不易痊愈，但配合治疗均可得到控制。应避免精神紧张、生气、劳累等诱发因素。

（二）给予低脂、高热量、高蛋白、高维生素饮食，忌食辛辣等刺激食物。戒烟、戒酒。

（三）每日淋浴或泡浴 1～2 次，淋浴时不宜用力搓洗，可结合使用煤焦油浴、淀粉浴、中药浴等以辅助治疗，缓解症状。泡浴后再涂擦外用药，使用外用药时要反复揉擦，利于药物吸收。不能自理患者的皮损或背部皮损应由护士协助涂抹外用药。

（四）急性期不宜使用刺激性药物，可使用软膏保护皮肤。

（五）某些外用药物如水杨酸、白降汞等应由低浓度开始逐渐增加。某些药物不宜全身大面积涂抹，如大力士软膏、皮质类固醇激素类软膏等。注意用药后反应，如果发现刺激反应，如皮损加重、出现红肿渗液等立即报告医生。

6. 对于光疗患者，如紫外线照射时应戴紫外线防护镜。要遮盖面部及会阴部。外用 8-甲氧补骨脂素时不要涂到正常皮肤，口服 8-甲氧补骨脂素后外出时戴防护镜 24 小时，以防长期应用引发白内障，并注意防晒如穿长袖衣服等。

7. 瘙痒多数在夜间加重，可在睡前加服抗组胺药，并涂抹止痒的外用药。避免搔抓，必要时夜间可戴手套。

8. 使用封包治疗时，封包时间不宜过长，一般在12小时内。

【健康教育】

（一）注意劳逸结合，避免过度紧张和疲劳，预防上呼吸道感染。感染可加重本病，应及时治疗，控制感染。复发时应及早治疗，平时应坚持治疗。

（二）嘱患者不要乱投医乱吃药，不要听信小报的宣传，不服用不正规偏方。要到正规的医院诊治。

（三）本病急性期可发生同型反应，应尽量避免外伤。

（四）避免诱发因素，保持情绪稳定，正确处理人际关系。

（五）合理饮食，因本病不是过敏性疾病没有必要严格限制海鲜、牛羊肉等，只有在皮损泛发或加重时适当忌口。

（六）本病不具有传染性，患者不必自我隔离。家属也没有必要过度紧张，应与医师配合为患者提供良好的环境，正确对待疾病，积极治疗。

（七）到目前为止本病不能彻底治愈，易反复发作，告诉患者善待本病，做长期治疗的思想准备。

第二节　玫瑰糠疹

玫瑰糠疹（pityriasis rosea）是以椭圆形淡红色或红褐色鳞屑斑为主要表现的炎症性皮肤病。病因不明，认为与病毒感染有关。以青、中年人多见，易发生于春季及秋季。

【临床表现】

初起常在躯干发生一块玫瑰色圆形或椭圆形斑疹，边界清楚，表面覆细薄鳞屑，称为前驱斑或母斑，但一般不被患者所注意。再经1周左右，全身出现散在皮疹，可疏散或密集，常对称性分布于躯干、颈部及四肢近心端。红斑大部分呈椭圆形，边缘有领圈样薄屑，中心略有皱纹，呈黄褐色，皮损多与皮肤纹理一致，一般头部及掌跖部不受侵犯。自觉轻度瘙痒。大约经6~8周左右可以自行消退，绝大多数可获得终生免疫，极少数可再发。

【诊断要点】

（一）好发于躯干及四肢近端。

（二）为椭圆形红斑，长轴与皮纹一致，表面覆盖细薄鳞屑。

（三）有自限性，一般不复发。

【治疗与预防】治疗的目的是减轻症状，缩短病程。

（一）内用治疗　常对症治疗：抗组胺药、非特异性脱敏，如维生素C、葡萄糖酸钙等。

（二）外用治疗　一般以安抚药物为主，如炉甘石洗剂、低效皮质类固醇激素霜剂等。

（三）物理治疗　紫外线照射：在炎症开始消退时，可用亚红斑量或红斑量照射。每天照射1次，4~6次为一疗程。多数患者一个疗程皮疹可消退。

（四）中医中药：复方青黛胶囊口服。

【护理问题】

（一）瘙痒：皮疹所致。

（二）自我形象紊乱：面部及全身皮损所致。

（三）知识缺乏：缺乏对该病的了解。

【护理措施】

（一）适当休息，观察病情，注意皮损变化。

（二）无症状可不使用外用药，禁用刺激性强的药物，淋浴时避免水温过高及强碱性洗剂。

（三）瘙痒时可加强口服及外用止痒药。避免搔抓，以防抓破后感染。

（四）紫外线照射治疗时，戴紫外线防护镜。

【健康教育】

（一）向患者解释本病有自限性，一般 6~8 周可自然痊愈，痊愈后不会留下瘢痕，少数患者会留有色素沉着，随时间延长也会逐渐消失。解除不必要的顾虑，消除紧张心理。

（二）本病很少复发，不必有思想负担。

（三）本病不具有传染性，可与家人及同事正常交往。

第三节　扁平苔藓

扁平苔藓（lichen planus）是发生于皮肤和黏膜的慢性炎症性疾病。病因尚未完全明了。与自身免疫、感染、精神神经、药物、慢性疾病等有关。

【临床表现】

典型损害为微高起皮面的三角形或多角形扁平丘疹，可单独或成群发生，粟粒至豆粒大，边界清楚，紫红色或暗红色，表面有一层光滑发亮的蜡样薄膜，并可见到有白色小点或细浅的网状白色条纹，称为 Wickham 纹。如用油剂或酒精棉球擦拭表面，此纹更清楚。随病情发展，新皮疹不断出现，旧皮疹增大变平，有时排列呈不同形状，限局或对称，亦可发生于肢体的一侧。好发于腕部屈侧、前臂、小腿内侧。亦可发生在生殖器及口腔黏膜等处，自觉有不同程度的瘙痒，慢性过程。

此外临床上有多种特殊类型，如肥厚型扁平苔藓，皮损融合形成隆起性损害；大疱型扁平苔藓在皮损上出现水疱或大疱；线状扁平苔藓沿肢体纵向排列；色素型扁平苔藓皮损为灰褐色斑疹。

【组织病理】角化过度，颗粒层楔形增厚，基底细胞液化变性，真皮浅层有以淋巴细胞为主的带状浸润。

【诊断要点】

（一）损害为多角形紫红色扁平丘疹，表面有白色网状纹理。

（二）常见前臂屈侧，口腔黏膜。

（三）具有典型的组织病理改变。

【治疗与预防】目前尚无特效疗法。消除精神紧张，不宜饮酒及食用刺激性食物。治疗慢性病灶。停用可能激惹本病的药物。

（一）瘙痒剧烈者可给予抗组胺药，镇静止痒剂。

（二）皮质类固醇激素：系统使用主要用于急性泛发性扁平苔藓。对于肥厚性、局限性损害，甲损害和口腔内的损害可采用皮质类固醇皮损内注射的方法。

（三）氯喹口服，每次 0.25g，1 日 2 次，2 周后改为 0.25g，1 日 1 次，连用 2 个月。

（四）维甲酸类：一般用依曲替酯或依曲替酸。

（五）外用治疗：皮质类固醇激素软膏、0.01%～0.1%维甲酸软膏等外用。

【护理问题】

（一）瘙痒：皮疹产生，可由变态反应所致。

（二）自我形象紊乱：面部及全身皮损所致。

（三）口腔黏膜改变：本病可侵犯口腔。

（四）焦虑：本病无特效治疗方法，长期不愈会影响生活质量。

【护理措施】

（一）瘙痒严重者口服及外用止痒药物，避免搔抓，必要时可戴手套，以防抓破。避免热水烫洗。不用碱性肥皂过度清洗，减少刺激。

（二）本病病程长，耐心安慰患者，减轻思想负担，解除患者顾虑。

（三）有口腔黏膜损害的患者，应给予半流食或流食，避免烟、酒或辛辣食物的刺激。做好口腔护理，三餐后勤漱口，可用复方硼酸漱口液、碳酸氢钠漱口液等。

（四）有生殖器黏膜受损，保持局部清洁，防止感染。轻者每日用清水或3%硼酸溶液清洗1～2次，重者或伴有感染者可使用生理盐水加入庆大霉素及地塞米松溶液湿敷20分钟后使用外用药。

（五）停用可能激惹或加重本病的药物。

【健康教育】

（一）避免接触汞、砷、碘制剂。严禁吸烟，禁食辛辣食物，防止诱发因素。

（二）精神紧张可加重病情。患者应保持良好的心态，规律的生活习惯及适当的运动对病情的恢复有很重要的作用。

（三）极少数黏膜病变的患者有发生增生性改变的可能，应定期门诊复查，必要时做组织病理检查。

（四）如有龋齿、牙龈炎等感染灶时，应及时治疗。

第四节　多形红斑

多形红斑（erythema multiforme）又名多形渗出性红斑，是一种原因较复杂的急性自限炎症性皮肤病，皮疹多形性，常伴黏膜损害。好发青壮年，女性多于男性，易复发。病因未完全清楚，目前认为系皮肤黏膜小血管的过敏反应。与感染（如单纯疱疹病毒、支原体等）、药物（如巴比妥、磺胺等）、饮食、内分泌改变、内脏疾病等有关。

【临床表现】

发病急，有前驱症状，如头痛、低热、乏力、关节痛，部分患者有上呼吸道感染及扁桃体炎。皮疹为多形性，特征性皮损是虹膜样或靶样损害。本病有自限性，常在3～6周内消退。依据临床症状特点，可分为以下三种类型：

（一）红斑—丘疹型　此型最常见，以红斑丘疹为主，对称分布于四肢远端、耳廓、面颊部等处。初起为水肿性红斑或扁平丘疹，稍隆起，境界清楚，皮损向周围扩展。于1～2天后中央色泽变为暗红或紫红色，中央出现小水疱或紫斑，形成虹膜状损伤（图12-2）。自觉轻度痒感，无黏膜损害或较轻。约2～4周皮疹消退。春秋季节复发。

（二）水疱—大疱型　在红斑的基础上发生水疱、大疱或血疱。疱破后形成糜烂面或浅溃疡。常有黏膜损害，口腔及生殖器黏膜可出现红斑、水疱和糜烂。眼可发生卡他性结膜炎。可伴发热、关节痛等全身症状。

（三）重症型 即 Stevens-Johnson 综合征或黏膜—皮肤—眼综合征，是多形红斑的严重型。突然发病，高热、头痛、乏力或关节痛等全身症状。皮损为红斑、水疱、大疱、血疱和淤斑等，广泛分布全身，黏膜损害广泛而严重，眼损害最为显著。有的患者可出现重要脏器损害，如支气管炎或肺炎、心包炎、心肌炎、胃肠炎、肾损害及肝肿大，转氨酶升高等。由于糜烂面广泛，易感染，形成败血症。少数患者可致死亡。

【组织病理】

临床类型不同，其组织病理改变各异。表皮变化可有细胞内和细胞间水肿，表皮内可见坏死角质形成细胞，基底细胞液化变性，可形成表皮内或表皮下水疱。真皮乳头水肿，真皮浅层血管周围炎症细胞浸润，以淋巴细胞为主。

【实验室检查】

重症多形红斑白细胞计数可增加，抗"O"值增高，CRP（+），如有肾损害，可有蛋白尿、血尿、尿素氮增高等。

【诊断要点】

（一）皮损呈多形性，有红斑、水疱，典型皮疹为虹膜状。

（二）好发于面、四肢远端。

（三）重者有黏膜损害，可伴全身中毒症状。

（四）春秋季易发病。

【治疗与预防】

（一）去除可疑病因，清除感染病灶。

（二）内用治疗 对轻型给予抗组胺药，维生素C、钙剂和硫代硫酸钠等。

（三）重症型多型红斑治疗：原则是皮质类固醇激素早期足量使用，如氢化可的松静脉点滴，每次200～300mg加入5％葡萄糖液内，一日1次。维持水、电解质平衡，增加营养，加强护理，注意眼、口腔、外阴的护理，保持清洁。选用适当抗生素预防和控制感染。

（四）外用治疗 局部治疗以消炎、止痒、收敛、防止继发感染为原则。

可外用炉甘石洗剂、皮质类固醇激素霜剂。疱大的可在无菌情况下抽吸疱液，糜烂渗液者可用3％硼酸溶液湿敷。

（五）重症型局部治疗：水疱较大时，可抽出疱液，有糜烂损害时外用紫草油，每日换药1次。口腔用2％硼酸水漱口，分泌物黏稠不易咯出时用糜蛋白酶滴入口腔，然后再清洗。眼部用氯霉素眼药水及红霉素眼药膏交替点眼，防止睑球粘连。注意防止念珠菌感染。

【护理问题】

（一）口腔、眼、外生殖器黏膜的改变：本病所致黏膜受损害。

（二）体温过高：炎症反应，以及感染所致。

（三）知识缺乏：对本病缺乏了解。

（四）营养失调：营养摄入低于机体需要量，口腔黏膜受损，进食困难所致。

【护理措施】

（一）寻找致病因素，去除过敏原，控制感染等诱因。停用可能致敏药物或食物。保持大便通畅。

（二）高热时，及时给予对症处理，注意监测体温变化，宜用物理降温，慎用退热药物。

（三）黏膜部位护理，保持清洁防止继发感染。眼部护理：白天可使用氯霉素眼药水等滴眼液点眼3~4次，夜间睡前可用红霉素眼药膏等涂眼，必要时可使用玻璃棒剥离上下眼睑防止眼睑粘连。口腔的护理：鼓励进食，并以生理盐水棉球做口腔护理，每日2次或使用生理盐水500ml加碳酸氢钠10g庆大霉素注射液40万单位漱口，每日3~4次。外阴部护理：可使用1:2000黄连素溶液外阴冲洗或清洗，每日2次。

（四）应用激素类药物时注意观察有无激素的副作用的出现，并及时报告医生。

（五）卧床休息，给予低脂、高蛋白、高维生素饮食。并嘱其多饮水。口腔受累依病情给予半流食或流食，必要时给予支持疗法，保证营养需求。

（六）根据病情轻重，给予不同的护理，重症皮损护理同"大面积糜烂渗出的护理"。

【健康教育】

（一）禁烟酒，避免辛辣、刺激性食物。

（二）出院后定期复诊，使用皮质类固醇类药物的患者严格遵医嘱治疗，不能自行减药或停药。

（三）本病虽然病因不明，但多与药物或感染有关。告诉患者和家属禁用、慎用可能引起过敏的药物，对于反复发作者，复发时及早就诊。

第十三章 结缔组织病

第一节 红斑狼疮

红斑狼疮（Lupus Erythematosus，LE）多见于15～40岁女性、临床上有多种表现、可累及全身任何脏器的自身免疫性疾病。红斑狼疮是一个疾病谱性疾病，一端为盘状红斑狼疮，另一端为系统性红斑狼疮。中间有亚型。

红斑狼疮病因尚不清楚，好发于青中年女性，可能于遗传因素基础上，在性激素改变、感染、日光、某些药物等因素下引起的机体免疫调节紊乱，对自身组织产生免疫反应，而出现的一系列临床症状。

【临床表现】

（一）盘状红斑狼疮（DLE）

基本皮肤损害为持久性、浸润性红斑，境界清楚，表面可见毛细血管扩张，常有黏着性鳞屑，剥离后有毛囊口角栓。皮损中央逐渐萎缩，色素减退，周围色素加深，呈盘状（图13-1）。皮损好发面部特别是双颊、鼻背，亦可见于口唇、耳廓、手背等处。黏膜损害以下唇多见，为灰白色斑块、糜烂、溃疡和萎缩等。病程缓慢。皮损消退后常留有萎缩性瘢痕和色素减退。头部皮损可致限局性永久性脱发。如皮损广泛出现于躯干、四肢，称"播散性盘状红斑狼疮"。

（二）亚急性皮肤红斑狼疮（SCLE）

1. 皮肤损害　主要见两种损害，一种为浮肿性红斑，向周围扩散成环形、弧形；另一种为丘疹鳞屑性损害，大小不等，似银屑病或糠疹样。皮损主要分布于面、颈、躯干上部及上肢等处。持续数周或数月，可复发。此外，可有日光敏感、脱发、Raynaud现象、网状青斑等。

2. 其他器官损害　可伴有关节痛、发烧、肌痛、浆膜炎等。但肾和中枢神经系统损害少而轻。

（三）系统性红斑狼疮（SLE）

1. 皮肤损害　80%患者有皮损。典型为鼻背和双颊浮肿形红斑，表面多光滑，严重时出现水疱、结痂，称为蝶形红斑（图13-2），多在缓解期消退。有时可出现DEL样皮损。指趾可有渗出性水肿性红斑或多形红斑型冻疮样皮损。手掌大小鱼际、手指背有网状毛细血管扩张，甲周点状出血或点状萎缩。四肢等处可见紫癜、结节等血管炎表现。患者可有Raynaud现象，日光敏感、脱发等。部分患者有齿龈、口腔黏膜、唇部糜烂、溃疡。

2. 系统损害　本病常出现多脏器损害，严重时危及生命。90%以上患者有不规则发热；95%患者有关节痛，好发于四肢大小关节；60%～70%患者有狼疮性肾炎；30%患者有心包炎、心包积液和心肌炎；还可出现间质性肺炎和干性或渗出性胸膜炎、消化系统损害和神经系统损害。

药物诱发的SLE病情较轻，停药后逐渐好转。

【组织病理】

表皮角化过度，角栓形成，可萎缩，特别见于DLE，表皮基底细胞液化，真皮浅中层小血管、附属器周围有中度片状淋巴细胞为主浸润。

【实验室检查】

(一) 可有贫血、白细胞和血小板减少，γ-球蛋白升高和血沉快。

(二) SCLE患者中，79%抗核抗体（ANA）阳性，70%Ro/SSA、La/SSB阳性，具有特征性。

(三) SLE患者中可出现：(1) LE细胞，活动期75%~90%阳性；(2) 抗核抗体（ANA）活动期80%~95%阳性，滴度较高，可随病情稳定好转而下降，以至转阴；(3) 抗双链DNA（dsDNA）抗体是SLE特异的自身抗体，活动期阳性率达93%~100%。抗体滴度与疾病活动相关。(4) Sm抗体，特异性高，为SLE的标志抗体，抗体滴度与疾病活动无关。(5) 约75%~95%患者血清补体减少，活动期C_3、C_4减少为著，其下降程度和SLE的活动性一致。

(四) 皮肤狼疮带试验阳性。

【诊断要点】

(一) DLE暴露部位出现慢性浸润性红斑，附以黏着性鳞屑，境界清楚，有典型病理改变。

(二) SCLE躯干、四肢散在环状浮肿性红斑或银屑样损害，伴ANA阳性，特别是Ro、La阳性。

(三) SLE的诊断主要根据病史、临床表现及实验室检查综合确定。具有以下条件中4项或更多者（可相继或同时出现），可诊断为SLE：(1) 蝶形红斑；(2) 盘形红斑；(3) 光敏；(4) 关节炎或关节痛；(5) 黏膜溃疡；(6) 浆膜炎；(7) 肾损害；(8) 中枢神经系统病变；(9) 血象减少；(10) 免疫学异常（抗DNA抗体、LE细胞、抗Sm抗体及梅毒血清学实验假阳性）；(11) 抗核抗体阳性。

【治疗与预防】

一般治疗：避免日晒、劳累、妊娠、感染等。

(一) 内用治疗

1. 抗疟药：如氯喹或羟氯喹，可单独用于DLE或病情较轻但皮损明显的SLE患者。

2. 反应停：可试用于DLE的治疗，初量200mg/d，分2次服，出现疗效后减为每日100mg，维持3~5个月。停药后易复发。

3. 皮质类固醇激素：适用于SLE或泛发DLE者。治疗SLE应注意早期、足量和持续使用皮质类固醇激素治疗。若皮质类固醇激素初量足够，则在1~2日内退热，关节痛消失，一般情况好转。常用强的松，也可采用氢化可的松、地塞米松等。对轻症患者一般泼尼松剂量为每日40~60mg，中度者每日60~80mg，重症者每日100~200mg，分2~3次口服。对严重狼疮肾炎和狼疮脑病者，可用甲泼尼龙冲击，每日0.5~1g，静脉输注，连用3日，然后减量口服。病情控制后逐渐减量，维持量一般泼尼松每日7.5~20mg。

4. 免疫抑制剂：用于对大量皮质类固醇激素疗效差或因副作用不能用药者，特别是狼疮肾炎患者。常用硫唑嘌呤和环磷酰胺口服，每日100~150mg。可与皮质类固醇激素联合使用，以提高疗效和减轻激素副作用。

5. 雷公藤多苷：可单独用于轻症SLE，亦与皮质类固醇激素等联合应用。每日30~

60mg，分 3 次口服。注意血象和肝肾功能损害。

6. 非甾体类消炎药：用于轻症伴低烧、关节痛患者。常用阿司匹林、消炎痛等。

7. 静脉注射丙种球蛋白：对于有溶血性贫血或血小板减少的患者及用激素治疗不满意的 SLE 患者可考虑使用。

8. 支持疗法：保持水盐电解质平衡，提供充足热量、高蛋白、高维生素饮食。

（二）外用治疗

1. 皮质类固醇激素软膏或霜剂：用于皮损明显 DLE 者。
2. 皮质类固醇激素局部封闭：适用于局限性 DLE 者。

【护理问题】

（一）焦虑：对本病的恐惧认为无法根治。

（二）潜在并发症：长期大量激素所致。

（三）疼痛：本病可由关节炎症反应所致。

（四）体温过高：本病引起免疫紊乱或感染所致。

（五）活动无耐力：高热、关节疼痛。

（六）知识缺乏：对本病缺乏了解，认为终身不能治愈。

（七）自我形象紊乱：面部皮损、脱发及长期大量激素导致体形变化所致。

【护理措施】

（一）避免日晒，外出时注意防晒，暴露部位涂擦防晒霜并穿长袖衣服，禁食有光敏作用的药物和食物。

（二）注意观察病情变化，高热时注意监测体温变化并给予对症处理。观察有无累及心脏、肺等重要脏器及中枢神经系统的症状，如呼吸困难、血压升高及精神症状等，及时报告医生，及早对症处理，必要时做好抢救准备，防止危险的发生。

（三）本病虽然治疗时间长，但不是不治之症。耐心宣教疾病知识，让患者树立乐观情绪建立战胜疾病的信心。

（四）使用大剂量皮质类固醇激素及免疫抑制剂时，注意观察有无副作用的发生。使用冲击疗法治疗时，给予一级护理或重病护理。

（五）活动期避免劳累，注意卧床休息。冬季注意保暖。

（六）指导、协助患者使用外用药物，面部皮疹外用激素类软膏时，不宜过多，防止引起面部皮肤皮炎、痤疮、多毛、皮肤萎缩等。

【健康教育】

（一）注意劳逸结合，增强机体抵抗力，注意营养及维生素的补充。避免受凉，预防感冒、感染等诱发因素。

（二）活动期伴有肾功能损害或口服泼尼松每日超过 15mg 时避免妊娠，需流产者尽可能在病情稳定时进行。

（三）告知患者及家属避免使用可以诱发或加重本病的药物。

（四）本病属于需长期治疗的疾病，需口服激素治疗的患者不能随便加减或停用，一定在医生指导下用药。定期门诊复诊。

第二节 皮 肌 炎

皮肌炎（dermatomyositis）是一种累及皮肤和肌肉的弥漫性炎症性疾病。主要表现为面部红斑、肌痛、肌无力。多见于40~60岁，病因不明。但发病机制与自身免疫有关。部分患者因恶性肿瘤引起免疫失调，从而诱发本病。另外，一些患者，特别是儿童，发病可能与呼吸道感染有关。

【临床表现】

主要表现为皮肤和肌肉病变。但两者可单独或先后出现。临床常分为皮肌炎型、多发性肌炎型、皮肌炎或多发性肌炎伴发恶性肿瘤型、儿童型多发肌炎—皮肌炎型以及与其他结缔组织病重叠型。

（一）皮肤损害 典型皮疹为双眼睑、颧部、双上颊、额头等处实质性水肿性红斑，其中以双上眼睑紫红斑为皮肌炎的特征表现之一（图13-3）。此外，皮损还常累及上胸部V字区。躯干可有弥漫或局限性损害。四肢伸侧，主要是肘、膝关节处出现干燥的红斑鳞屑性损害，境界较清。慢性者，除红斑外，皮损表面有糠状鳞屑，并伴有皮肤异色样改变。另有少数患者若干年后出现皮肤硬化表现。

Gottron丘疹是皮肌炎中另一有诊断意义的体征，其特点是指关节伸侧紫红或暗红色斑或斑丘疹，覆盖细鳞屑，境界清楚，见于30%患者，皮损消退后留有萎缩、色素减退和毛细血管扩张。此外，还有甲周红斑、荨麻疹、结节红斑、血管炎等。一些患者出现皮肤、肌肉钙沉着。30%患者有Raynaud现象。

（二）肌炎 主要为肌肉疼痛、乏力。任何部位横纹肌均可受累。但特征为首先侵犯四肢近端肌群，而后逐渐累及其他肌肉，多为对称性。最常受累的肌肉为肩胛带肌、四肢近端、颈部、咽喉肌群。出现上肢抬起、下蹲、上楼、抬头、吞咽困难及声音嘶哑等相应症状。严重时心肌受损。

肌肉症状早期较轻，可仅有乏力，而无肌痛。随病情发展而加重。但亦有急性患者肌肉病变急速发展，广泛肌无力和肌痛，短期内即丧失运动功能。部分患者仅有肌肉损害，而无皮损，此时称为多发性肌炎。

（三）其他 可有发烧、消瘦、贫血、关节炎等。因间质性肺炎、肺纤维化而致肺功能下降，呼吸困难，少许患者有心包炎、胸膜炎、腹膜炎等。

（四）并发恶性肿瘤 约10%左右患者合并恶性肿瘤，特别是40岁以上患者应注意。并发恶性肿瘤以肺、鼻咽癌等多见。

【组织病理】

皮损病理改变与SLE类似，但真皮浅层水肿更明显。肌肉病变早期为肌纤维肿胀、横纹肌消失、胞浆变性，严重时呈颗粒空泡变性；晚期纤维化、钙化、肌膜附近细胞核增多。

【实验室检查】

（一）免疫学 以Mi、PM-1和JO-1三种自身抗体最具特异性。

（二）血清肌酶 ①肌酸磷酸激酶（CPK）；②谷草转氨酸（GOT）；③谷丙转氨酶（GPT），乳酸脱氢酶（LDH）和④醛缩酶（ALD）显著增高者都是肌肉损伤的敏感指标。特别是CPK和ALD是横纹肌受损的早期特异指标。一般血清酶值的变化与肌肉病变平行，可监测病情活动。血清酶常在肌力改善前3~4周降低，而在疾病复发前5~6周已升高。

（三）肌酸　尿肌酸排泄量大于每日 200mg，常可达 400~1200mg。因此 24 小时尿肌酸量可作为病情活动的指标。

（四）肌电图　为肌源性萎缩相肌电图。

【诊断要点】

（一）肢带肌（肩胛带肌、四肢近端肌）和颈前屈肌对称性软弱无力，可有吞咽困难或呼吸肌无力。

（二）肌肉活检呈肌细胞变性、坏死、再生，伴单一核细胞浸润。

（三）血清中 CPK、GOT、LDH 和 ALD 升高。

（四）肌电图呈肌源性损害。

（五）典型皮疹包括上眼睑紫红斑，Gottron 丘疹，关节伸侧、上胸部红斑鳞屑性损害。

皮肌炎应与下列疾病鉴别：

（一）SLE 为面部蝶形红斑，皮损多见于四肢末端，抗 Sm、dsDNA 抗体阳性，肌损害不明显，肌酶正常。

（二）重症肌无力　特点为眼睑下垂、肢体活动后迅速疲劳无力，但休息后可恢复。CPK 等不升高，可与多发性肌炎鉴别。

【治疗及预防】

去除诱因　因感染而诱发者，用青霉素静脉点滴，一日 320 万 U，连用 10 日至 2 周；如发现恶性肿瘤，应积极治疗。

（一）内用治疗

1. 皮质类固醇激素　泼尼松，口服 1 日 60~100mg，分 2~3 次服用，皮损和肌酶可较早恢复，但肌力常在 2~3 个月后才有明显改善。所以临床表现和肌力是病情改善与否的重要指标。待病情缓解后逐渐减量，维持量 1 日 7.5~20mg，连用数月至数年不等。儿童患者治疗量相对较大，泼尼松 1.5~2mg/（kg·d）。

2. 免疫抑制剂　当皮质类固醇激素无效或因副作用不能继续应用时，可单独或与皮质类固醇激素联合应用。常用甲氨蝶呤，肌注，每周 10mg；或硫唑嘌呤，口服，1 日 100mg，或环磷酰胺，口服，1 日 100mg。应注意副作用。

（二）支持疗法　高蛋白、高维生素，防止低血钾。可给予能量合剂。

【护理问题】

（一）活动无耐力：肌肉炎症所致肌肉无力、疼痛。

（二）皮肤完整性受损：由于皮疹所致。

（三）潜在并发症：长期大量皮质类固醇激素副作用所致。

（四）营养失调：低于机体需要量，咀嚼肌无力，进食困难。

（五）窒息的危险：呼吸肌无力，呼吸困难。

（六）有误吸的危险：吞咽肌无力，导致呛咳。

（七）焦虑：全身无力所致对疾病的恐惧。

（八）便秘：肛门括约肌无力，排便困难。

（九）知识缺乏：由于本病恢复较慢，缺乏对本病的了解。

【护理措施】

（一）急性期应绝对卧床休息。生活不能自理者有专业陪护定时翻身、拍背，防止褥疮及肺炎的发生。

（二）慢性期在缓解时加强锻炼，以被动与主动结合锻炼，防止肌肉萎缩，定期测量肌力恢复情况。

（三）给予低盐、高蛋白、高热量及高维生素饮食。进食进水应半卧位或半坐位。嘱其细嚼慢咽防止呛咳。不能进食者可行鼻饲。

（四）对呼吸困难及排痰困难的患者做好吸痰及抢救准备工作。

（五）密切观察患者有无激素、免疫抑制剂引起的副作用及潜在并发症。

（六）避免日晒，过劳，受凉，感冒等可加重病情因素。

（七）介绍有关疾病知识，关心体贴患者。告诉患者经治疗本病可恢复至痊愈，解除患者思想顾虑。

（八）保持大便通畅。如便秘可做小剂量的不保留灌肠。

【健康教育】

（一）避免过度日晒，禁食有光敏作用的药物和食物。多食营养丰富易消化饮食。戒烟，戒酒。

（二）适当锻炼，劳逸结合，不宜过度劳累，尤其病情尚未控制时，嘱患者不要过早活动。

（三）增加机体抵抗力，避免诱发因素。

（四）皮质类固醇激素及免疫抑制剂在医生指导下使用。不能自行减药或停药。

（五）出院后定期复诊，防止病情反复及并发症的发生。有不适及早就诊。定期做系统检查。

第三节 硬 皮 病

硬皮病（scleroderma）是以皮肤及内脏器官的结缔组织纤维化或硬化，最终发生萎缩为特点的疾病。分为局限性和系统性两大类。女性发病率较高，与男性比为3∶1，且多为青壮年。本病可能在尚未明了的原因影响下，出现自身免疫，产生多种炎症介质，引发胶原合成异常和小血管病变而发病。近来有报告部分局限性硬皮病的发生与螺旋体感染有关。

【临床表现】

（一）局限性硬皮病

1. 点滴状硬皮病 多发生于上胸、颈、肩和臀部。典型皮损为0.5～2cm大小的淡白或象牙色圆形斑点或斑片，稍凹陷，表面光滑，可呈羊皮纸样。活动期皮损周边有紫红色晕，并向周围扩大。

2. 斑状硬皮病 最常出现于腹、背、颈、四肢等处。皮损一片至数片。初为椭圆形、圆形浮肿性淡红斑，数周或数月后逐渐硬化，呈淡黄色，平滑。数年后逐渐萎缩，中央色素脱失（图13-4）。

3. 线状或带状硬皮病 皮损常沿某一神经或肢体呈带状分布。如果累及皮下脂肪、肌肉或筋膜，可引起活动受限或畸形。皮损亦可出现于额头部，患处显著凹陷、萎缩，皮肤紧附于骨面，似刀砍状。可伴颜面偏侧萎缩。

4. 泛发性硬斑病 特点是损害数目多，分布全身，但面部不易受累。皮损可呈点滴状，斑块状和线状等多种形态并存。偶可转为系统性硬皮病。

（二）系统性硬皮病

前驱症状 主要有Raynaud现象，关节痛，神经痛，发热，消瘦等。

1. 皮肤损害

肢端硬化型：占系统性硬皮病的95%。皮损始于手指，逐渐扩展到前臂、面、躯干上部等处。对称分布。早期手指持续红斑肿胀，继而坚实发亮，灰黄似腊肠状，皮温低，手指活动受限而呈爪状。常伴Raynaud现象，严重者指尖变细、溃疡、坏死、吸收。鼻尖似鹰嘴，口唇变薄，有放射状沟纹，口裂狭小，耳廓可变薄变小，面部表情丧失，呈假面具样。胸部受累严重时可影响呼吸运动。本型进展缓慢，部分可自行缓解，预后较好。

弥漫型：占系统性硬皮病的5%，男女发病相近，皮损从躯干开始，后累及四肢、面部，无Raynaud现象、肢端硬化和皮肤钙沉着。但病情进展迅速，晚期多侵犯内脏，预后差。

CREST综合征：表现为指（趾）硬化、皮肤钙沉着、Raynaud现象、食道蠕动功能异常和毛细血管扩张。病程缓慢，预后良好。此外，还常伴皮肤异色表现。

2. 系统损害 以关节、肺和食道多见，亦可累及心脏、胃肠、肾、肝脾等器官。

肺：约1/4患者有弥漫性肺间质纤维化。临床约1/2患者出现呼吸困难，而绝大多数患者肺功能试验异常。

食道：1/3以上患者食道受累，主要为吞咽困难。半数患者钡餐检查发现食道蠕动减弱或消失，食道中下段扩张，可呈串珠状。

骨关节：大小关节同时受累，以手掌小关节常见。主要为关节痛和关节炎。其中末节指骨的吸收较特殊。

心脏：主要为心肌损害，引起心悸，呼吸困难，踝部水肿，心脏扩大，心电图表现为期前收缩，房室传导阻滞，S-T段下降等改变。

肾脏：系统性硬皮病者2~3年后近半数肾受累。尿中出现蛋白质、红细胞、管型等。严重者有氮质血症、高血压和视网膜病变。

【实验室检查】

（一）免疫检查 ANA阳性率36%~90%，核仁型为主。Scl-70阳性率为34%~40%，为进行性系统性硬皮病（PSS）的标志抗体。抗着丝点抗体 为CREST综合征的标志抗体，阳性率为50%~96%，在弥漫性硬皮病中为8%。其他γ-球蛋白增高，30%~50%患者类风湿因子阳性。

（二）其他检查 可有贫血、血沉快、血液流变学异常、尿蛋白、尿中有红细胞、管型等。

【组织病理】

特征性改变为真皮小血管周围灶状淋巴细胞浸润，真皮与皮下脂肪层交界处灶状淋巴细胞浸润。真皮全层胶原增生、变性，附属器减少及因皮下脂肪纤维化汗腺相对上移。

【诊断要点】

（一）局限性硬皮病 象牙色硬化斑片，有典型病理改变。

（二）系统性硬皮病

1. 主要症状

1) 皮肤症状

① 初期：手背、上眼睑原因不明的浮肿及皮肤对称性浮肿性硬化。

② 晚期：皮肤硬化及手指屈曲性挛缩。

2) 四肢症状

① Raynaud 现象。

② 指趾末端溃疡或瘢痕形成。

3) 关节症状　多发性关节痛及关节炎。

4) 胸部症状　肺纤维化。

5) 消化道症状　食道下段扩张及收缩功能低下。

2. 病理所见

1) 前臂伸侧皮肤活检，示胶原纤维肿胀及纤维化。

2) 血管壁示上述类似变化。

疑诊

(1) 具备主要症状中的第一项皮肤症状。

(2) 主要症状中除皮肤症状外，具有 2 项，并除外其他结缔组织病。

确诊

(1) 上述疑诊病例中具有病理所见的（一）或（二）者。

(2) 主要症状中有 3 项以上者。

参考事项：女性，发烧，弥漫性色素沉着，面颈部有斑纹状多发性毛细血管扩张，类风湿因子阳性，有抗 Scl-70 抗体、抗着丝点抗体等。

【治疗与预防】

硬皮病治疗比较困难，目前缺乏特效治疗药物。

(一) 内用疗法

1. 皮质类固醇激素　可用于弥漫性硬皮病。初量为泼尼松口服，一日 40mg 左右，连用数周。当关节症状、皮肤水肿和硬化等全身症状减轻后，逐渐减量，以后维持治疗，一日 10～15mg，注意副作用。

2. D-青霉胺　口服，初量一日 250mg，以后每隔 2～4 周日用药量增加 125mg，但每日用量不可超过 1000mg。半年以后皮损变软，再改为维持用药，一日 300～600mg。本药副作用严重，只适用于弥漫性硬皮病或进展迅速的肢端型硬皮病。

3. 血管扩张剂

(1) 肼苯达嗪：口服，每次 25mg，一日 3 次；

(2) 心痛定：口服，每次 10mg，一日 3 次。另外，亦可用地巴唑、妥拉舒林等。

4. 抗凝药物

(1) 低分子右旋糖酐；

(2) 康力龙　每次 5mg，一日 2 次；

(3) 阿司匹林　口服，每次 0.3g，一日 2 次。

5. 其他　秋水仙碱　口服，每日 0.5～1.5mg，对缓解肢端动脉痉挛和皮肤硬化有一定效果。

6. 中医中药　主要用活血化瘀药，如丹参片、蕲蛇汤等。

(二) 外用治疗　主要用于限局性硬皮病

1. 皮质类固醇激素软膏或霜剂外用，一日 2 次。

2. 局部封闭　2%普鲁卡因与泼尼松龙悬液 2.5mg/ml 或曲安西龙 5～10mg/ml，或用曲安奈德 0.5～1ml 于皮损处注射，每 2～4 周 1 次。

3. 创面换药　切除溃疡处的坏死组织，清洁后，外用抗生素制剂换药。

（三）物理治疗　用远红外线、蜡疗、音频等可缓解局部硬化。

【护理问题】

（一）活动无耐力：皮肤弹性降低、关节活动受限、肌肉萎缩。

（二）焦虑：对预后的担心。

（三）有发生呛咳的危险：肌肉萎缩所致。

（四）便秘：肌肉萎缩所致。

（五）疼痛：肌肉萎缩、关节炎症所致。

（六）自我形象紊乱：皮肤硬化所致，表情淡漠。

【护理措施】

（一）急性期卧床休息。肌肉萎缩、关节疼痛或行动不便者应有专业人员陪护。

（二）本病可有多脏器受损，应根据脏器受损程度、表现，给予不同的护理。伴有肺纤维化时呼吸道黏膜出现通气障碍，如咳嗽、气短等症状注意观察患者呼吸节律和频率的变化。对于关节及指尖破损，应防止感染。

（三）给予高营养易消化饮食或半流食，嘱患者进食、进水时要慢，防止呛咳。

（四）向患者介绍相关疾病知识。本病虽很难根治，但经过系统治疗可缓解症状。积极配合治疗有利于早日康复。

（五）缓解期时应注意加强主动及被动锻炼，可定期理疗。

【健康教育】

（一）避免精神刺激和过度紧张。避免诱发因素。

（二）注意保暖休息，避免潮湿寒冷等刺激，避免妊娠。

（三）坚持功能的锻炼和理疗。多食营养丰富易消化饮食。

（四）戒烟、避免饮茶、咖啡等饮料。

（五）定期复查。

第四节　白塞病

白塞病（Behcet's Disease）又称眼、口、生殖器综合征（oculo-oral-genital syndrome），本病是口、外生殖器溃疡和虹膜炎三联综合征，也可出现多系统病变，累及心血管、胃肠道、中枢神经系统等多个脏器。以青壮年为主，20～30岁患者占74％。男性多于女性。

病因尚未确定，认为与链球菌、病毒和结核菌感染；自身免疫；微量元素改变；纤维蛋白溶解系统缺陷等有关。

【临床表现】

（一）口腔溃疡　70％为首发症状，在整个病程中的发生率为95％以上。溃疡单发或多发，可分布于唇、龈、颊黏膜、舌及颚，溃疡呈圆形或椭圆形，直径2～10mm，境界清楚，深浅不一，深者愈后可留瘢痕。疼痛明显，影响进食，一般7～14天愈合，重者可持续4～6周，可反复发作。

（二）生殖器溃疡　发生率92％，主要见于阴囊、阴茎、龟头、阴唇、阴道，也可发生于宫颈，还可见于肛门、直肠及会阴。局部表现和病程与口腔溃疡相似，但比口腔溃疡深而大、数目少，易留瘢痕。

（三）眼部病变　发生较晚，90％患者眼部受累，可发生虹膜睫状体炎、前房积脓、结膜炎和角膜炎等眼球前段病变及脉络膜炎、视神经乳头炎、视神经萎缩和玻璃体病变等眼球后段病变。常累及双眼。严重者可导致青光眼、白内障和失明。

（四）皮肤损害　96％有皮肤损害，表现多种多样，包括丘疹、水疱、脓疱、毛囊炎、痤疮样损害、结节性红斑和多形红斑等损害。其中以结节性红斑样损害最常见，主要分布于小腿，为蚕豆至胡桃大小的皮下结节，呈红色或暗红色，疼痛和触痛明显，1个月左右可消退，但易复发。60％～70％患者针刺同形反应阳性，即针刺后24～48小时，针刺部位将出现毛囊炎和脓疱，在疾病活动期阳性率高，并且是白塞病所特有的，具有一定诊断意义。

（五）其他病变　67％患者出现关节症状，表现为多发性游走性关节炎，常侵犯膝关节等大关节。25％～46％可发生血管炎，以静脉病变多见。还可出现神经系统、消化道系统、肺脏和泌尿生殖系统受累。

【组织病理】

基本损害为血管炎，口腔及皮肤损害常为白细胞碎裂性血管炎和淋巴细胞性血管炎。

【实验室检查】

有程度不等的贫血，白细胞数增多，可出现核左移。血清α_2及γ球蛋白增加，血沉加快，部分病例C反应蛋白阳性，类风湿因子阳性。42％患者可检出对口腔黏膜的自身抗体。细胞免疫功能降低。

【诊断要点】

（一）主要症状：口腔溃疡、外生殖器溃疡、眼部病变和皮肤病变。

（二）次要症状：胃肠道病变、关节炎、附睾炎、血管病变和中枢神经病变。

3个主要症状或2个主要症状加2个次要症状可诊断。

【治疗与预防】

（一）局部治疗　口腔溃疡可外用含皮质类固醇激素、利多卡因及抗生素的药膜。有虹膜睫状体炎应散瞳，进一步眼科治疗。外阴溃疡可予高锰酸钾溶液局部清洗，并涂抗生素软膏。

（二）内用疗法

1. 皮质类固醇激素　对急性发作的眼部病变、伴有中枢神经系统病变、全身中、重度症状、血栓性大血管炎、口腔和外阴溃疡面积大而深且疼痛剧烈者，可口服强的松30～60mg/d，病情控制后减量。

2. 免疫抑制剂：皮质类固醇激素疗效差或需要减量时，可改用或加用免疫抑制剂，如环磷酰胺、硫唑嘌呤、苯丁酸氮芥、秋水仙碱或环孢素A。

3. 非甾体类消炎药：用于发热、关节痛和皮肤结节性红斑者。常用阿司匹林、消炎痛等。

4. 免疫调节剂：可用转移因子、左旋咪唑、干扰素和中药黄芪等。

5. 改善微循环的药物：可用阿司匹林、潘生丁、低分子右旋糖苷和复方丹参等。

6. 其他：反应停200mg/d，对口腔和生殖器溃疡有效。OT试验阳性者抗结核治疗。

7. 静脉注射丙种球蛋白：对于有溶血性贫血或血小板减少及用激素治疗不满意患者可考虑使用。

8. 支持疗法：保持水盐电解质平衡，提供充足热量、高蛋白、高维生素饮食。

【护理问题】

(一) 营养失调:口腔溃疡引起进食困难所致。

(二) 焦虑:对预后的担忧。

(三) 疼痛:黏膜溃疡所致。

(四) 性生活形态改变:外阴黏膜溃疡影响性生活所致。

【护理措施】

(一) 本病部分患者病程长,反复发作,与精神因素有关。耐心与患者交流,讲解疾病知识,解除心理负担,保持良好心态非常重要。

(二) 给予高蛋白、高维生素饮食,口腔溃疡严重者给予流食或半流食,忌食辛辣、过冷、过热、刺激性强的食物。

(三) 保持口腔清洁,勤漱口,必要时给予口腔护理,疼痛严重可在漱口液中加入利多卡因。

(四) 眼部损害应及早发现及早治疗,防止感染,指导、协助患者使用眼药水或眼药膏。

(五) 外阴黏膜损害轻者,每日清水清洗1~2次,保持局部清洁。溃疡严重者,可每日使用1:2000黄连素溶液或生理盐水内加入庆大霉素、地塞米松湿贴换药后再使用消炎药膏。

(六) 合理使用止痛药,最好在饭后服用,控制用药量。

(七) 避免外伤、减少注射次数,防止发生针刺反应。

(八) 密切观察病情变化,及早发现神经系统症状,伴有严重血管炎者注意观察有无大动脉、肺部血栓性血管炎症状。

【健康教育】

(一) 增加营养,注意劳逸结合,提高机体抵抗力。

(二) 情绪乐观、开朗,积极配合治疗。

(三) 对于使用皮质类固醇激素者注意有无激素副作用,定期门诊复诊。

(四) 慢性病程应坚持治疗,防止局部感染。

第十四章 大疱性皮肤病

第一节 天疱疮

天疱疮（pemphigus）是以表皮内棘细胞松解为特点的严重的大疱性皮肤病。反复出现表皮内大疱。发病与自身免疫机制有关。直接原因不明，某些药物，如青霉胺、保泰松、利福平等可诱发本病。好发于中青年，无性别差异，病程慢性，如不及时治疗，预后较差。

【临床表现】 根据临床和病理将天疱疮分为下列四型：

（一）寻常型天疱疮

常常口腔黏膜易受累且常最先出现糜烂，既而多在外观正常的皮肤上出现水疱、大疱，疱壁薄而松弛。疱壁易破裂，形成糜烂，伴渗出（图14-1）。如继发感染，常有异味。特异性体征为尼氏征阳性，即在外力作用下，水疱面积扩大；用手指摩擦外观正常的皮肤，表皮极易分离。皮损以头面、颈、躯干、腋下等处多见。偶可累及睑结膜、鼻黏膜及外阴。寻常型是天疱疮中最为严重的一型，有损害广泛的病例，由于糜烂面大量渗出，蛋白质丢失，加之水电解质紊乱及继发感染，可导致患者死亡。

（二）增殖型天疱疮

本型少见，损害主要见于皮肤皱褶的部位，如颈、腋、脐、腹股沟及外阴部，为乳头状增生性斑块，表面糜烂渗出及厚痂。增殖型斑块边缘可见松弛性水疱、脓疱。

（三）落叶型天疱疮

临床上早期可见疱壁菲薄水疱，迅速破裂，形成糜烂，常见不到完整的疱，而为落叶状的片状痂屑，有腥臭味。口腔损害不常见。

（四）红斑型天疱疮

好发于头面、胸上部、腋下等脂溢性部位。最初常为上附浅褐色油腻性痂的红斑及薄壁水疱，很快破溃结痂。尼氏征阳性。自觉瘙痒。

上述四型天疱疮可以相互转化。

寻常天疱疮可以转化为增殖型；红斑型可转变为落叶型。

【实验室检查】

（一）组织病理 基本的病理表现为表皮内因棘层松解而出现大疱，疱液内及真皮浅层可见淋巴细胞和嗜酸性粒细胞浸润。但不同类型棘层松解的位置不同。寻常型的棘细胞松解发生在基底细胞层上，疱底为单列的基底细胞；增殖型的棘细胞松解也发生在基底细胞层上，但表皮增生，表皮内有嗜酸性细胞集聚成的脓疡。落叶型及红斑型的组织学改变相同，均为颗粒层或角层下的棘层松解细胞。

（二）免疫荧光检查 取水疱周围皮肤作直接免疫荧光检查，棘细胞间 IgG、C_3 的沉积。以正常人表皮为底物，取活动期患者血液作间接免疫荧光检查，示患者血清中有抗棘细胞间物质抗体，即天疱疮抗体。

【诊断要点】

（一）松弛性大疱、糜烂。

（二）组织病理示表皮内棘层松解。

（三）直接免疫荧光示棘细胞间 IgG、C_3 沉积。

（四）结合皮损特点和组织病理中棘层松解的位置进行分型。

【治疗与预防】

治疗原则　早期诊断、早期治疗，规律服药，长期随访的原则。首选皮质类固醇激素口服治疗。

（一）内用治疗

1. 皮质类固醇激素　确诊后即应服用。原则为初量足，控制后减量，适量长期维持用药。常选用强的松口服。根据皮损范围、严重程度决定最初剂量。皮损面积少于10％的轻症者，泼尼松一日30～40mg；皮损30％左右的中症者，每日60mg；皮损面积50％以上的重症者，首剂量一日80mg或更大。初量是否足够，主要观察是否有新疱、尼氏征是否转阴，糜烂面渗出是否减轻。若3～5天后无明显改善，应立即果断在原有基础上增加40％～50％，以尽早控制皮损。当皮损完全控制，并稳定1～2周，可以开始减药。最初3～4周每周减少控制量的10％左右，以后每2～4周减量一次。对中重症患者，当强的松减至1日30～40mg时，应放慢减药速度。并逐渐过渡到隔日服药的维持剂量治疗阶段。若治疗规律，多数患者可逐渐停药达到痊愈，平均需要4～5年的服药时间。在减药过程中如有少数新疱出现，应暂停减药。一旦有大量新疱出现，则应立即增加药量，必要时恢复到控制量。对重症病例，必要时可用甲基泼尼松龙或地塞米松冲击疗法。治疗期间注意皮质激素的各种副作用，如高血压、糖尿病、溃疡病、消化道出血；继发细菌或真菌感染，如口腔白色念珠菌感染、肺炎；水电解质紊乱及精神神经症状等；长期服用者应注意白内障、骨质稀疏，乃至腰椎压缩骨折、股骨头无菌性坏死等的发生。

2. 免疫抑制剂　当皮质激素有禁忌证或严重副作用，或疗效不佳时使用。常用甲氨蝶呤，肌内注射，每周10mg，或静脉点滴每周20～30mg；环磷酰胺或硫唑嘌呤口服，每日100～150mg，因疗效多在2～3周后出现，所以常与皮质类固醇激素联合应用。近来环孢素A用于治疗天疱疮，3～5mg/（kg·d），但该药十分昂贵，应注意高血压、肾功能损伤和高血钾。

3. 抗生素　选用敏感抗生素，消除创面感染，促进糜烂愈合。

4. 支持疗法　维持水盐平衡，高蛋白，输鲜血或血浆，促进创面愈合。

（二）外用治疗

1. 糜烂面换药　1∶2000黄连素或1∶8000高锰酸钾液清洁创面，并湿敷，必要时喷以庆大霉素或丁胺卡那霉素液。

2. 口腔治疗　口腔有损害时，可含服皮质类固醇激素。3％碳酸氢钠溶液漱口，保持口腔清洁，防止感染。

【护理问题】

（一）口腔、眼、外生殖器黏膜的改变：本病所致黏膜受损害。

（二）组织完整性受损：与疾病使皮肤产生水疱和大面积糜烂有关。

（三）躯体移动障碍：与皮损疼痛和活动无耐力有关。

（四）感染的危险：与皮肤产生大量糜烂面和服用皮质类固醇类药物有关。

（五）营养缺乏：与疾病慢性消耗有关。

（六）疼痛：与皮肤有大面积糜烂面或继发感染有关。

（七）知识缺乏：与缺乏对本病的了解或激素药物治疗的相关知识有关。

（八）焦虑：与病程长、易反复有关。

（九）自我形象紊乱：与长期大量服用激素药物，导致体型变化有关。

【护理措施】

日常护理

（一）眼部黏膜护理：请示眼科意见，合理使用眼药。角膜受损用眼药水清洁眼部，减少眼内分泌物，眼药膏涂眼睑防粘连，周围有糜烂面的外用1：2000的黄连素纱布外贴，周围涂抗生素软膏，有痂时使用鱼肝油软膏或石蜡油闷软后清除，不能硬抠，防止产生新的糜烂面和感染。

（二）口腔黏膜护理：每日做好口腔护理，根据分泌物培养结果合理选用漱口液，勤漱口，常用的漱口液有5%的碳酸氢钠与生理盐水混合，疼痛者可在漱口液中加用2%利多卡因；吞咽困难者，食用易消化流食或半流食，温度避免过热和过冷，减少对口腔黏膜刺激，每次进食量不要过多；无法进食者可以加用静脉营养。

（三）头部护理：结痂较厚可用石蜡油或红霉素软膏外涂，将痂皮变软后慢慢清除，渗出明显的加强局部清洁换药，睡觉时尽量避开头部皮损处，防止受压处疼痛。

（四）外阴部护理：大面积皮损有渗出时，每日局部换药，腹股沟处糜烂面黄连素纱布不容易贴住，可以换药后暴露在空气中，小面积无渗出时，勤清洁外阴，穿宽松内裤，减少摩擦。

（五）皮损面积小时可局部清洁换药；全身皮肤糜烂者应加强疱病清创换药，选用1：2000的黄连素液，根据糜烂面大小剪裁纱布，纱布盖过创面即可，每日观察创面情况，纱布上分泌物多的必须更换，干燥创面可不用更换纱布。重症患者换药面积大、换药时间长时要为其增加保暖措施，注意保护裸露面，动作要轻快、麻利，纱布浸湿创面充分后，方可揭下，减少出血、减轻疼痛，对耐受力差的患者可外喷局麻药。换药时使用支被架保护创面、减少摩擦。换药后及时更换床单及衣物，用物应严格消毒。

（六）重症患者必须卧床休息，加强生活护理，每日根据病情清创换药，保护皮肤清洁，勤翻身，防止褥疮发生。大量皮质类固醇激素和免疫抑制剂的应用，容易导致机体抵抗力下降，故应预防感染发生，观察体温变化，调节室温，每日紫外线照射病室30～60分钟，有异常情况及时报告医生。

（七）观察药物副作用：皮质类固醇激素和免疫抑制剂长期大量使用容易导致高血压、高血糖、肝功能异常、向心性肥胖、加重和诱发消化道溃疡、精神症状、眼内压增高、加重或并发感染，老年人易致骨质疏松，股骨头坏死等。耐心为患者解释激素的作用及副作用，指导患者观察药物副作用，及时观察并采取对症护理和治疗。

（八）患者消耗大量蛋白质和热量，加强蛋白质的摄入，宜食高热量、高蛋白、多维生素饮食，忌食刺激、过热或冷的食物；糖尿病患者减少主食摄入量，少量多餐；高血压患者少食脂肪含量高的肉类，加强休息；也可以静脉输入血浆或白蛋白。

（九）加强对老年患者的生活护理，注意观察合并症，做好相应护理措施。

心理护理

（一）病情重、恢复慢的患者心情易烦躁、焦虑，护理人员耐心与患者交谈，讲解病情及治疗过程和预后，及时解除心理负担，使患者安心配合治疗。

（二）增加同种病患者之间治疗经验、恢复情况的交流，互相鼓励，使患者心情舒畅，树立信心。

（三）护理人员每天要以饱满的精神状态工作，面带微笑，为患者传达快乐信息，带来欢乐。

（四）多与老年患者交谈，宽慰患者，使其感到温暖，没有孤独、被抛弃感。

（五）激素副作用可使患者产生满月脸、水牛背等形象变化，为患者讲解服用激素治疗的重要性，使其主动配合治疗。

【健康教育】

（一）增加营养，提高机体抵抗力，注意皮肤及用物清洁，防止感染。

（二）避免着凉、感冒，远离有呼吸道传染疾病的患者。

（三）注意药物副作用，不可随意减药、停药，以免复发。

（四）活动适量，防止骨折。

（五）定期门诊复查。

（六）注意观察激素副作用如高血压、糖尿病、电解质紊乱、消化道出血等。

（七）饮食避免过硬、过热、过冷的食物；尽量少食粗纤维、不易消化的食物。

第二节 大疱性类天疱疮

大疱性类天疱疮（bullous pemphigoid）是一种以张力性大疱为特点的自身免疫性皮肤病，病理表现为表皮下疱，患者以老年居多。活动期患者血液中可查到抗表皮基底膜抗体，预后良好。

【临床表现】

基本损害为在正常皮肤或红斑基础上发生的厚壁、张力的大疱，尼氏征阴性。（图14-2）疱壁不易破裂，一旦破溃后糜烂面易愈合。皮损好发于躯干、腋下、四肢屈侧，愈后常见粟丘疹。皮疹好发于躯干及四肢屈侧，约25%患者有口腔水疱及糜烂。自觉有程度不等的瘙痒。患者以50岁以上的中老年人居多，但亦可见于儿童。有的患者早期损害为浮肿性红斑，自觉瘙痒，易误诊为过敏性皮肤病。在老年人见到持续存在浮肿性红斑，应及时做组织病理及免疫荧光检查，以除外类天疱疮的可能，一旦确诊及时治疗，预后较好。

【实验室检查】

（一）组织病理 取早期水疱，见水疱位于表皮下，真皮浅层嗜酸性粒细胞为主浸润。取红斑检查，见真皮乳头水肿，浅层多数嗜酸性粒细胞浸润，有时见嗜酸性粒细胞侵入表皮形成嗜酸性海绵水肿。

（二）免疫荧光检查 取大疱边缘正常皮肤做直接免疫荧光检查，示基底膜带带状IgG、C_3沉积。间接免疫荧光检查示70%以上活动期患者血清中有抗基底膜带抗体。

（三）本病应与获得性大疱性表皮松解病（EBA）鉴别。后者常在手足关节等易摩擦部位出现张力性水疱、大疱，多因外伤诱发；病理为表皮下疱，真皮浅层淋巴细胞、嗜中性粒细胞浸润，用1mol/L的氯化钠分离的正常皮肤做间接免疫荧光检查，EBA示真皮侧线状荧光，而类天疱疮为表皮侧荧光。

【诊断要点】

（一）浮肿性红斑或正常皮肤上张力性大疱。

（二）病理为表皮下疱，伴嗜酸性粒细胞浸润。

（三）直接免疫荧光检查示基底膜带带状 IgG、C_3 沉积。

【治疗与预防】

原则是早期诊断，早期治疗。初始足量，长期随访，规律减药。

（一）内用治疗

1. 皮质类固醇激素　为本病的首选药物。常用泼尼松。对皮损面积不足 10% 的轻症患者，泼尼松口服一日 30mg；皮损为 30% 的中症病例，以一日 40～60mg 为宜；皮损 50% 以上的重症者，一日 60～80mg 以上。用药后 3～5 日内水疱、红斑、糜烂等情况无明显改善，应立即增加原用量 40%～50% 的激素量。减药需视病情而定，一般在皮疹完全控制后 7～10 天减药。最初 3～4 周每周减总药量的 10%，以后每 2～4 周减一次；当患者病情稳定后，仍应给予维持剂量，并服用一个相当长的时期。此期间减药的幅度亦更小。一般从开始服药至完全停药，平均需要 2～3 年时间。

2. 四环素 1g/d 和烟酰胺 0.3～1.8g/d 口服治疗一些不宜服用皮质类固醇激素者。必要时四环素用量可加到 1.5～2g/d，也可用美满霉素代替四环素，用量推荐 100～200mg/d。一般在治疗 1～2 周起效，以后逐渐减量维持。

3. 雷公藤多苷　对于病情较轻的患者，可口服 40～60mg/d 的雷公藤多苷，同时配合 20～30mg/d 的强的松，可以减少激素用量，特别适合于年龄较大且有激素禁忌的患者。

4. 氨苯砜（DDS）　适用于轻症者。口服，一日 100mg，如 2～4 周后无效，应改用皮质类固醇激素。

5. 免疫抑制剂　常用甲氨蝶呤，肌内注射，每次 10～25mg，每周 1 次；或环磷酰胺口服，一日 100mg。

6. 全身支持治疗　不少类天疱疮患者年迈体弱应加强支持疗法，给予高蛋白、高热量的饮食，必要时可予输血或输血浆。在治疗本病时，不应忽略对原有疾病的治疗，特别是合并有糖尿病、高血压、溃疡病，或有陈旧性肺结核等病的患者。

（二）外用治疗　同天疱疮。

【护理问题】

（一）口腔黏膜的改变：本病所致黏膜受损害。

（二）组织完整性受损：与水疱及糜烂面有关。

（三）有感染的危险：与皮肤破损、服用激素及免疫抑制剂导致抵抗力下降有关。

（四）焦虑：与病程漫长有关。

（五）躯体移动障碍：与老年人及长期卧床有关。

（六）自我形象紊乱：与服用激素使体形变化有关。

（七）知识缺乏：与缺乏类天疱疮知识有关。

【护理措施】

（一）出现口腔黏膜损害时应加强口腔护理，选用合适漱口液，饭前饭后勤漱口；给予流食或半流食，老年人进食速度宜慢，冷热均匀。

（二）长期卧床的患者注意加强生活护理：做到六洁（手足、头发、口腔、皮肤、会阴及床单位）四无（无褥疮、无坠床、无交叉感染、无烫伤）。勤翻身、拍背，按摩骨突处，促进局部血液循环，防止褥疮和坠积性肺炎发生。

（三）换药时室温要提高，老年患者抵抗力低，注意保暖，换药后更换床单，保持干燥清洁。

（四）换药后注意暴露皮损，使用鹅口灯照射换药部位，保持皮损干燥，减少渗出。

（五）观察激素副作用，定期检查生化指标、血象，及时调整治疗，加强对症护理。

（六）皮损广泛者：加强支持疗法，输全血或血浆，注意三查七对，观察有无输血反应。

（七）饮食护理：进食易消化、无刺激性食物。多食高蛋白、高热量、多维生素食物，加强营养，提高机体免疫力。

（八）长期服用激素、免疫抑制剂易导致形象紊乱等副作用，患者心理负担加重。耐心讲解病情，做好宣教，让患者了解病情，多与同病室的病友交谈及同病种患者间交流，建立信心。

（九）护患间加强沟通，相互信任，使患者感到安全，能耐心治疗。

（十）注意休息，适当增加活动，活动量尽量要小。

【健康教育】

（一）定期门诊复查，使用激素药应严格遵医嘱服用，不可自行加减药量。

（二）增加营养，提高免疫力，适当锻炼，伴有糖尿病的患者注意控制饮食。高血压患者注意休息。

（三）减少感染机会，避免着凉、感冒，远离呼吸道传染病患者。

（四）长期卧床的老年人，应加强翻身、拍背、按摩骨突受压部位，防止发生褥疮和肺部感染。

（五）观察激素药物副作用，如糖尿病、高血压、电解质紊乱、骨质疏松等。出现后及时治疗并发症。

第三节　副肿瘤性天疱疮

副肿瘤性天疱疮（paraneoplastic pemphigus，PNP）是一种少见的自身免疫性大疱性皮肤病，是天疱疮的一种特殊类型。该疾病在临床表现、组织病理、免疫学方面具有特征性的改变，并存在潜在的肿瘤。

【临床表现】

（一）临床上 PNP 最早出现的症状是难以治愈的口腔黏膜严重的糜烂、溃疡、出血伴明显疼痛，也常常累及其他的黏膜。

（二）皮肤的损害则呈多形性，主要有天疱疮样损害或类天疱疮样损害，多形红斑样损害及扁平苔藓样损害。

【实验室检查】

（一）组织病理学检查：表皮内棘层松解；基底细胞液化变性；表皮内有散在坏死、红染的角质形成细胞；真皮浅层有以淋巴细胞为主浸润。

（二）免疫荧光检查：取患者外周血，以大鼠膀胱的移行上皮为底物做免疫荧光检查，可见棘细胞间荧光素网状沉积，作为 PNP 的过筛试验。

（三）患者往往血沉快，部分患者的 ANA 可出现阳性。

【诊断要点】

（一）口腔黏膜难以治愈的糜烂、溃疡伴疼痛。

（二）皮肤上红斑及大疱性损害。

（三）组织病理及免疫荧光检查有诊断意义。

【治疗与预防】

（一）肿瘤的治疗：良性肿瘤完全切除即可，恶性肿瘤则除了切除外必要时还需进行放疗或化疗。

（二）免疫治疗：包括使用皮质类固醇激素、免疫抑制剂等（参照天疱疮治疗）。

（三）支持疗法：抗生素的应用，高蛋白高热量的饮食，补充水电解质，输血、血浆或白蛋白等。

（四）局部治疗：基本同寻常型天疱疮。由于黏膜损害更加严重、广泛、顽固，更需加强保护。

【护理问题】

（一）组织完整性受损：与皮肤黏膜大面积破损、手术伤口有关。

（二）潜在的感染：与皮肤黏膜破溃，大量皮质类固醇激素使用及抵抗力低下有关。

（三）体温过高：与感染有关。

（四）躯体移动障碍：与皮损面积大，疼痛有关。

（五）有窒息的危险：与疾病产生呼吸道并发症有关。

（六）自我形象紊乱：与全身产生皮肤黏膜破溃和服用激素类药物有关。

（七）睡眠型态紊乱：与皮损疼痛、大量激素副作用有关。

【护理措施】

（一）一旦发现肿瘤，及时手术。做好手术前的解释工作，使患者减少顾虑，安心接受手术治疗。由手术科室转回皮科病房后实施皮科护理。

（二）皮肤大面积破损的重症患者安排在单独的病房隔离治疗，保持室内空气新鲜，定时开窗通风换气，每日紫外线照射病房。减少探视，避免交叉感染。

（三）加强生活护理，保持床单位的干燥清洁，室内环境整洁，周围安静，让患者更好地接受治疗护理。

（四）加强皮科专业换药：

1. 口腔黏膜护理 黏膜破溃严重的患者，加强口腔护理，选择适宜的漱口液，可用生理盐水加庆大霉素和碳酸氢钠配成的漱口液，饭前饭后勤漱口，疼痛明显的可在漱口液中加入局麻药利多卡因。口唇和口周破溃明显的，外用生理盐水棉球擦拭后，贴大小相当的油纱片，防止干燥，保护创面。

2. 双手、足皮肤护理 由于皮损糜烂疼痛明显，活动减少，为防止关节变形，尽量保持功能位。用1∶2000的黄连素液浸泡双手、足，湿贴黄连素纱布，保持干燥。医护人员操作时尽量勿压、勿碰患者手足。

3. 躯干四肢皮肤护理 （1）按疱病清创换药，根据糜烂面积的大小湿贴黄连素纱布，使纱布完全贴在创面上，换药后可喷用对创面敏感的抗生素溶液，保持干燥，受压部位可延长在空气中暴露的时间，周林频谱仪照射，促进局部血液循环，加速创面愈合。（2）使用支被架，减少创面受压和摩擦，保护创面，每日换药结束，更换所有被渗液浸湿的床单、被褥。防止感染。（3）选择无创面的皮肤处进行静脉输液，血管不明显或糜烂面积大的患者，可进行静脉切开，保证输液的顺畅，周围皮肤的清洁。每日消毒静脉切开处，更换敷料，观察局部皮肤情况。

4. 会阴部黏膜护理：每日清洁会阴部位，有糜烂面的用碘伏稀释液冲洗会阴，并进行换药,保持局部干燥。

5. 观察创面情况、分泌物的颜色、气味,并做培养,合理选择抗菌药物。创面干燥结痂,不要撕掉痂皮,等待自然脱落,纱布干燥的可剪去边角,保持皮损周围清洁。

6. 患者有高热症状,及时通知医生,做好对症处理。

【心理护理】

(一)为患者宣教疾病知识、治疗方法和药物使用。耐心与患者交谈,可列举康复患者的病例,医护人员会尽全力为患者治疗和护理,使患者减轻焦虑,树立战胜疾病的信心,安心治疗。

(二)为患者讲解药物知识,服用激素类药物的副作用。因激素可导致外形上的变化,患者有顾虑,多与其沟通,打消使用激素类药物的顾虑,配合治疗。

(三)激素药物易使患者精神兴奋,影响夜间睡眠,故应减少白天的睡眠时间,保证夜间睡眠,以良好的精神状态接受治疗。

(四)病情恢复期,适量活动,防止外伤。

【健康教育】

(一)定期门诊复查,做肝功能和血象等化验检查,必要时做 CT 检查手术部位有无复发肿物。

(二)按医嘱服用激素类药物,不可随意减药和停药,以防复发。

(三)注意休息,适量活动,避免大运动量的活动造成骨折。

(四)要对患者进行随访,保留患者的通信地址,也可在网络上交流。

第十五章 皮肤血管炎

第一节 变应性皮肤血管炎

变应性皮肤血管炎（allergic cutaneous vasculitis）又称过敏性血管炎和坏死性血管炎。组织病理学改变为白细胞碎裂性血管炎。一般认为是由感染或药物诱发的免疫复合物型变态反应。

【临床表现】起病急，多伴发热、关节痛等全身症状。皮疹好发于下肢，表现为红斑、丘疹、紫癜、风团、血疱、结节、坏死等（图15-1）。皮损成批反复出现，单个皮损经2～4周消退，留色素沉着和萎缩性瘢痕。常伴瘙痒、灼热和疼痛。部分患者可累及肾脏、肺或消化道。

【实验室检查】

（一）通常血沉快，若肾脏受累可出现血尿、蛋白尿。

（二）组织病理学检查：对于该病具有诊断价值。表现为累及真皮全层甚至皮下组织血管的白细胞碎裂性血管炎。

【诊断要点】

（一）通常发病较急。

（二）下肢为主的丘疹、丘疱疹、紫癜、出血及坏死等。

（三）组织病理具有诊断价值。

【治疗与预防】

（一）尽可能寻找并祛除病因。如祛除过敏原或治疗感染灶。

（二）卧床休息。

（三）内用治疗可选用皮质类固醇激素、雷公藤多苷、秋水仙碱等。

【护理问题】

（一）疼痛：与皮肤黏膜局部溃疡及关节疼痛有关。

（二）躯体移动障碍：与下肢皮损疼痛有关。

（三）组织完整性受损：与出现皮肤黏膜溃疡、血疱等皮疹有关。

（四）焦虑：与疾病易反复发作有关。

（五）自我形象紊乱：与服用激素药物造成体形改变有关。

（六）潜在的感染：与皮肤黏膜破溃及皮质类固醇激素使用有关。

（七）知识缺乏：缺乏对变应性血管炎知识的了解。

【护理措施】

（一）急性期时，下肢皮肤可出现破溃、血疱，走路不便，应严格卧床休息，加强生活护理，可备好轮椅和拐杖，以供患者所需。

（二）破溃处严格无菌换药，换药后在皮损处铺垫无菌大块棉垫，用敷料包裹，渗出时及时更换敷料，棉垫被污染后及时更换。

（三）注意观察病情，有高热症状，及时通知医生，对症处理。

（四）为患者宣教疾病知识，使用药物的名称、作用及副作用，各种检查项目，让患者安心、耐心接受治疗。多与患者沟通，注意倾听患者的倾诉，及时了解患者的心理状况，针对问题，做好相应的心理护理。

（五）此病要常常服用皮质类固醇激素类药物和免疫抑制剂，此类药物对肝功能和血象有影响应定期抽血检查肝功能和血象。抽血前做好解释工作，减少患者的顾虑，同时告知化验结果出来的时间。

（六）此病严重时常侵犯肾脏血管，可出现血尿，指导患者观察尿液变化，有异常颜色及时通知医生。注意观察侵犯其他脏器出现的症状，及时处理。

（七）饮食宜清淡，增加合理营养，多饮水，多食维生素类食物，避免辛辣和烟酒。

【健康教育】

（一）寻找病因，避免接触易致敏药物和食物。

（二）注意休息，避免剧烈活动。感到不适，及时就医。

（三）定期门诊复查，在医生指导下服用药物，不可随意减药、停药，尤其是激素和免疫抑制剂。

（四）增加营养，提高机体抵抗力。

第二节 过敏性紫癜

过敏性紫癜（anaphylactoid purpura）是侵犯皮肤和/或某些其他脏器小血管的白细胞碎裂性血管炎。可能由于药物、食物、感染等原因所导致。

【临床表现】

（一）皮肤型 皮损多见于四肢，尤其是小腿伸侧。基本损害是隆起于皮面的红色小丘疹，压之不褪色（图15-2）。也可融合成淤斑，甚至中心出现血疱。

（二）肾型：肾受累时，出现血尿、蛋白尿、管型尿。

（三）关节型：关节肿胀、积液、疼痛。

（四）腹型：肠壁黏膜血管受累时，出现绞痛、便血等。

【实验室检查】

（一）血沉加快，尿常规可出现红细胞、蛋白尿、管型尿。

（二）组织病理学检查：真皮浅层小血管受累的白细胞碎裂性血管炎。

【诊断要点】

（一）小腿对称出现淤点、淤斑或斑丘疹。

（二）可伴有关节肿胀及疼痛。

（三）如有肾损害可伴有血尿、蛋白尿等。

【治疗与预防】

（一）祛除病因，适当休息。

（二）10%葡萄糖酸钙、维生素C，静脉注射或口服。

（三）雷公藤多苷：40~60mg/d，病情好转后逐渐减药。

（四）皮疹严重时或其他脏器，如肾、消化道受累时系统应用皮质类固醇激素，甚至免疫抑制剂。

【护理问题】

（一）疼痛：由于疾病导致腹部、关节、头部疼痛。

（二）焦虑：与疾病反复发作有关。

（三）知识缺乏：与缺乏过敏性紫癜知识有关。

【护理措施】

（一）注意休息，尽可能去除致敏因素，对于头痛、关节痛症状明显的患者，明确病因后，除给予药物治疗外，应加强休息，避免剧烈活动。为患者创造安静的治疗环境，减少痛苦和心情烦躁感。

（二）有上呼吸道感染的患者，注意与周围患者隔离，多开窗通风，紫外线照射病房，使用抗生素治疗。有发热症状，可以物理冰袋降温及其他对症处理。保持床单位清洁干燥。

（三）饮食宜清淡，对于胃肠道症状明显者，可给予易消化的流食或半流食，避免过热或过冷，变换食物种类，促进食欲，待胃肠症状消失后，改用普食，注意增加营养。

（四）为患者宣教疾病知识，使其了解病情，主动配合治疗。告知患者皮肤可有色素沉着，随时间逐渐消退；对于心情烦躁、焦虑的患者，多与其谈心，耐心开导患者，使其树立疾病恢复的信心，坚持治疗。

（五）指导患者观察尿便的颜色，有异常通知医生。

【健康教育】

（一）注意休息，减少活动量，避免劳累。

（二）避免致敏因素：药物或食物等多种致敏原。

（三）增加机体免疫力，预防上呼吸道感染。

（四）定期门诊复查。

第三节　结节性红斑

结节性红斑（Erythema nodosum）是一种反复发生的以小腿痛性皮下结节为特征的炎症性皮肤病，可能与细菌、病毒的感染有关，也可是某些疾病的皮肤表现，如白塞病、红斑狼疮、恶性淋巴瘤等。

【临床表现】本病好发于中青年，女性较多，春秋季多发。起病时可伴发热和关节痛。皮损为成批出现的红色皮下结节，1～2cm大小，略高出皮面，触痛明显。（图15-3）好发于小腿伸侧，严重时其他部位也可出现。单个结节2～3周可自行消退，有色素沉着，不破溃，不留瘢痕。但本病易反复发作。

【实验室检查】

（一）血沉快。

（二）组织病理学检查：皮下脂肪间隔增宽，间隔中多数淋巴细胞、中性粒细胞、组织细胞等浸润。

【诊断要点】

（一）小腿伸侧为主的皮下结节，不破溃。

（二）不同程度疼痛。

（三）病程反复发作，有时可自愈。

（四）常见中青年女性。

（五）组织病理有助于诊断。

【治疗与预防】

（一）卧床休息，抬高患肢，寻找并治疗病因。

（二）内用治疗　轻者可给予非激素类抗炎药，如阿司匹林、消炎痛等。较重者可选用皮质类固醇激素。

（三）中医中药　原则为清热利湿、活血化瘀。

【护理问题】

（一）疼痛：与下肢疼痛性结节有关。

（二）体温过高：与细菌或病毒感染有关。

（三）活动无耐力：与下肢关节痛有关。

（四）知识缺乏：缺乏结节性红斑相关知识。

【护理措施】

（一）急性期疼痛明显，严格卧床休息，减少活动量，抬高患肢，加强生活护理。满足患者的要求。

（二）有上呼吸道感染、扁桃体炎等高热患者，除抗生素应用外，为患者做好物理降温，并加强床单位的清洁。病房内定时开窗通风，每天紫外线照射半小时或一小时。

（三）病情稳定后，适当下床活动，活动不宜剧烈，防止摔伤。

（四）为患者宣教疾病知识，药物名称和作用。使患者更好地配合治疗，有利于疾病康复。

【健康教育】

（一）查找病因，预防复发；易感人群为女性，春秋季节应注意；发现症状及早治疗。

（二）病情恢复后也应注意休息，活动量不宜过大。

（三）定期门诊复查，合理服用药物。

（四）提高机体免疫力，预防呼吸道感染。

第十六章 皮肤附属器疾病

第一节 寻常痤疮

寻常痤疮（acne vulgaris）是一种好发于青春期的自限性皮肤病。本病发生是多因素的综合作用，包括：皮脂分泌过多；毛囊皮脂腺导管角化过度；痤疮丙酸杆菌大量繁殖和过度的免疫反应。其他因素如遗传、饮食、紫外线及心理因素等也参与痤疮的发病。总之，它是多种因素综合作用所致的毛囊皮脂腺慢性炎症性疾病，好发于面部、胸背上部等皮脂分泌旺盛的部位，临床表现为白头和黑头粉刺、丘疹、脓疱、结节、囊肿以及瘢痕等。常伴有皮脂溢出。

【发病机制】

进入青春期后，在雄激素的调控下，皮脂腺增大、分泌增多，在通过毛囊导管排出到皮肤表面的过程中，由于毛囊皮脂腺导管角化过度，阻塞毛囊口，导致分泌的皮脂和角质排出不畅，形成微粉刺。粉刺内正常的皮肤寄生菌痤疮丙酸杆菌（*propionibacterium acne*）和糠秕马拉色菌（*malassezia furfur，pityrosporum*）大量繁殖，痤疮丙酸杆菌产生的脂质酶分解皮脂中的甘油三酯释放出游离脂肪酸，引起炎症反应，终致囊壁的破裂，周围组织对释放的脂质和角质碎屑发生异物反应。

【临床表现】

痤疮多发生在青春期，男女均可发病。好发于面部、胸背上部等皮脂溢出部位。皮损表现为白头粉刺、黑头粉刺、炎性丘疹、脓疱、结节、囊肿以及瘢痕等（图16-1）。粉刺为特征性表现。白头粉刺（闭合性粉刺）为1～2mm的皮肤色或发白的丘疹，当伸展皮肤后更明显，其内容物常不易排出，是炎症性皮损的前体。黑头粉刺（开放性粉刺）表现为毛囊口明显扩张，有脂栓阻塞在毛囊口部，可以稍隆起皮肤，如果挤压容易挤出头部黑色而体部呈白色半透明的脂栓，上端的黑色是毛囊口角质形成细胞排出的黑素，它们很少继发炎症反应。粉刺进一步发展可继发炎症反应，出现炎性丘疹，表现为米粒到绿豆大小的红色丘疹，顶微尖，质地稍硬。炎症较重或化脓感染时，在丘疹的顶端出现脓疱。如果炎症继续扩大深入，在皮下形成淡红或暗红色结节。如果毛囊皮脂腺被周围炎症破坏，分泌物潴留，可以形成皮色或暗红色囊肿，触之有波动感，破溃后排出胶冻状或血性分泌物。

痤疮的损害是多形性的，在疾病发展过程中，不同类型的皮损可以互相转化，可同时出现在一个患者身上。消退后可以留红斑和暂时的色素沉着，多数可以痊愈，但脓疱、结节和囊肿愈后容易留增生性或萎缩性瘢痕，影响外观。

根据皮损的形态、数目、部位以及严重程度可以分为四级，也可以根据皮损的主要表现分为丘疹性痤疮、脓疱性痤疮、结节性痤疮、囊肿性痤疮、聚合性痤疮等。痤疮患者多数无自觉症状，炎症明显或继发感染时可有疼痛、触痛。

聚合性痤疮（acne conglobata）是痤疮中最严重的一种，好发青年男性，病程长，可以为数年到数十年。临床表现为面、颈、背部、腰、臀等部位出现多数的大粉刺，丘疹、脓疱、结节、囊肿、瘢痕疙瘩等，结节、囊肿破溃后可以形成窦道、瘘管、深的凹陷性瘢痕或瘢痕疙瘩。

【诊断要点】

（一）青年男女。

（二）好发于面部、胸背部等皮脂溢出部位。

（三）对称分布的粉刺、丘疹、脓疱、结节、囊肿以及瘢痕等损害。

（四）本病需与酒渣鼻鉴别，后者主要累及以鼻为中心的面中部。多在中年时期发病。其特征性皮损为红斑、毛细血管扩张和晚期的结缔组织增生，见不到粉刺。

【治疗及预防】

治疗原则：纠正毛囊角化异常，减少粉刺；减少皮脂腺分泌；减少或消灭寄生于毛囊内的嗜脂性细菌和酵母菌，特别是痤疮丙酸杆菌；减轻炎症反应。因此在药物选择时建议联合治疗针对尽可能多的致病环节。

（一）内用治疗

1．口服抗生素，如美满霉素，适合用于中度（Ⅱ－Ⅲ级）痤疮。

2．口服异维A酸，如泰尔丝，是重度（Ⅳ级）痤疮治疗的首选药物，开始剂量为10mg，每天3次。

3．对于女性顽固性患者可以配合抗雄激素治疗，如口服避孕药达英－35。

（二）外用治疗

1．维A酸类和水杨酸可以改善表皮的角化，从而消除粉刺，防止其形成。

2．外用抗生素/过氧化苯甲酰，针对炎性皮损有较好疗效。

（三）中药治疗

中医认为痤疮的发病与风热、血热、肺蕴热结有关，治疗主要是散风、宣肺、清热为主。口服中药常用的有丹参酮，它有消炎、抑制痤疮丙酸杆菌和抗雄激素的作用，还有当归苦参丸等。外用中药常用的有蛇胆霜、四黄洗剂等，还可以用中药倒膜的方式治疗。

（四）物理治疗和手术治疗

对于粉刺和炎性丘疹可以由专业医生在消毒的情况下用粉刺挤压器清除，然后再配合外用和系统治疗。对于顽固的结节或囊肿可以用糖皮质激素局封或冷冻。窄波蓝光可以特异性地作用于痤疮丙酸杆菌，从而杀灭痤疮丙酸杆菌，对于炎症性痤疮有一定疗效。对于痤疮留下的瘢痕可以用手术和局封的方法治疗。

（五）生活上注意少食油腻及辛辣食物，多吃蔬菜及水果。经常用温水及含硫磺的香皂等清洁皮肤。避免使用含油脂成分较多的化妆品或粉底，不长期服用皮质类固醇、溴、碘等药物。对于已有的皮损避免用手挤压，以免留下色素沉着或瘢痕。

【护理问题】

（一）皮肤完整性受损：由于皮疹所致。

（二）焦虑：对预后的担忧，特别是如何防止瘢痕形成或瘢痕形成后如何处理。

（三）自我形象紊乱：面部皮疹所致。

【护理措施】

（一）保持面部清洁，防止感染发生。应常用温水清洗。可用中药面膜和冷膜导膜。

（二）禁止使用皮质类固醇激素类外用药物及服用含碘、溴类药物。

（三）使用正确的护肤方法，因本病患者常伴有皮肤出油过多，应停用油质、粉质化妆品，最好先用温水洗面，然后再用冷水洗一遍，温水可使毛孔扩开，有利于油脂排出，冷水使扩开的毛孔缩小。使用非碱性的清洁剂，如含硫磺的肥皂或洗面奶清洁皮肤，避免使用磨砂成分的清洁剂。

（四）对于有黑头或白头粉刺可用粉刺挤压器常规消毒后挤出内含物质。

【健康教育】

（一）避免精神紧张、情绪激动，保持心情愉快。

（二）生活有规律，保证充足睡眠。避免机械性刺激，如不正确的挤抠。

（三）饮食有节制，限制高糖、高脂饮食，多食蔬菜、水果，尽量少吃或不吃辛辣刺激性食物。调节胃肠功能，保持大便通畅。

（四）在医生指导下坚持使用药物。

（五）本病有一定的自限性，随年龄的增长皮损可减轻，老龄可自愈，但仍主张早期积极治疗。治疗的目的是缩短病程和防止瘢痕的生成。

（六）许多痤疮患者的重视程度不够，部分患者未意识到痤疮是一种疾病，没有及时就治，以至于出现皮肤和心理上的后遗症。由于亚洲人皮肤特点，痤疮瘢痕和色素沉着治疗很困难。因此要加强对患者教育，增加患者的就诊率，通过医生的治疗和正确的皮肤护理方法，可明显改善病情和减少复发，及时预防痤疮瘢痕等后遗症。

第二节　玫瑰痤疮

玫瑰痤疮，又称为酒渣鼻（rosacea），是一种发生在颜面中部的慢性炎症。表现为局部弥漫性皮肤潮红，伴发丘疹、脓疱及毛细血管扩张。常见于中年人，女性比男性多见，比例为女：男为3∶1，特别是绝经期的女性更为常见。病因目前尚不清楚。

【临床表现】

好发面中部，包括鼻尖、两颊、眉间及下颌部，按病情发展分为三期：

（一）红斑期　早期为面中部特别是鼻部、面颊、颏部、额中部出现限局性红斑，常对称分布。开始为暂时性，红斑可以消退，在外界温度变化、情绪激动、进食辛辣食物时出现，随病情发展，红斑持续时间延长，逐渐成为持久不退的红斑，伴有毛细血管扩张，毛囊口扩大，以鼻尖为甚。患者常伴有皮脂溢出，皮肤表面油腻发亮。在春季及情绪波动或疲劳时常会加重。

（二）丘疹脓疱期　在红斑的基础上出现针头到绿豆大小的丘疹和脓疱，也可以有结节，并且毛细血管扩张加重。皮损常成批出现，此起彼伏，持续不断，可数年或更久，有阵发性加重。

（三）鼻赘期　在前两期的基础上，鼻部皮脂腺和结缔组织增殖，形成紫红色结节状或肿瘤状突起。皮肤表面凸凹不平，毛细血管扩张明显，毛囊口扩大，皮脂分泌旺盛。鼻赘期很少见，一般仅发生于中老年男性，而且从红斑期发展到鼻赘期需要很长的时间，通常需数年到数十年。

部分患者的酒渣鼻皮损还可发生在眼及眼周，表现为睑缘炎、结膜炎、角膜炎等。

【诊断要点】

（一）发生于中年人。

（二）面中部以鼻为中心的阵发性充血性红斑，毛细血管扩张，丘疹和脓疱，甚至出现鼻赘。

（三）病程迁延，多无明显自觉症状。

【治疗及预防】

（一）内用治疗

1. 灭滴灵（甲硝唑）　每次 0.2g，每日 3 次，共服 2~4 周，适用有丘疹脓疱的，或者毛囊蠕形螨数量多者。

2. 四环素　0.25g，每日 2~4 次，连服 4 周后，改为 0.25g，每日 1 次，连续用 3~6 个月。也可用其他抗生素，如美满霉素、红霉素。对丘疹、脓疱损害比较多者适用。

3. 维 A 酸　口服维 A 酸适合于皮脂分泌多的患者，可选择异维 A 酸，如泰尔丝等治疗，剂量为每天 0.2~1mg/kg，疗程需要 4~6 个月。

4. 口服雌激素对于绝经后妇女出现的严重酒渣鼻有很好的效果。

此外氯喹 0.125g，每日 2 次，或羟氯喹 0.1g，每日 2~3 次。

（二）外用治疗

1. 含硫磺的制剂，如硫磺霜和复方硫磺洗剂。

2. 0.75%~1.0% 甲硝唑凝胶或霜剂，对于清除毛囊蠕形螨和减轻红斑都有帮助。

3. 一些用于治疗痤疮的外用抗生素（红霉素、氯霉素和克林霉素等）和过氧化苯甲酰也有一定疗效。

（三）物理治疗和手术治疗

对于毛细血管持久性扩张，可采用脉冲激光或电解治疗；而鼻赘期的鼻子肥大可以进行手术矫治。

【护理问题】

（一）皮肤完整性受损：由于皮疹所致。

（二）焦虑：病程迁延，对预后的担忧。

（三）自我形象紊乱：面部皮疹所致。

【护理措施】

（一）帮助患者寻找病因，去除病灶。纠正胃肠功能。调节内分泌。

（二）进行物理治疗后预防感染，促进创口愈合。

（三）保持局部清洁卫生。不挤捏皮损，避免使用皮质类固醇激素。

（四）加强心理护理，鼓励患者积极治疗，采取正确的治疗方法。

【健康教育】

（一）避免精神紧张，情绪激动，生活有规律。

（二）饮食规律，禁食辛辣刺激性食物。禁烟酒。限制高糖、高脂饮食。多食水果、蔬菜，保持大便通畅。

（三）许多玫瑰痤疮患者对疾病认识不足，认为是皮肤不清洁导致，而过度洗涤往往会加重疾病。因此要教育患者避免过度理化刺激，避免挤抠皮损及使用皮质类固醇激素，避免长时间日晒。保持面部清洁，应用温水清洗。

（四）在医生指导下规律治疗。

第三节　斑　秃

斑秃又称圆形脱发，俗称"鬼剃头"，是一种骤然发生的斑状脱发，无自觉症状，大部分患者可以自愈，少数人发展成为全秃或普秃。斑秃的病因不明，一般认为是自身免疫性疾病，精神创伤是发病的诱因之一，遗传因素、感染和内分泌因素也与发病有关。

【临床表现】

发病突然，无自觉症状，多数是理发时或由别人无意中发现。头部出现圆形或椭圆形斑状脱发，界限清晰，大小数目不定，脱发区头皮正常（图16-2）。如果脱发还在继续，周围的头发松动，稍用力即拔出，拔出的头发上粗下细，呈惊叹号样（!）外观，毛球显著萎缩；如果脱发已停止发展，损害边缘的头发不易拔出。

轻者可仅有一片或数小片脱发区，重者脱发区可以互相融合，呈大片状，严重时全部头发可以脱光，称为全秃（alopecia totalis）；再进一步发展，可以累及身体其他部位的毛发，眉毛、睫毛、胡须、腋毛、阴毛、毳毛均可脱光，称为普秃（alopecia universalis）。

斑秃一般是发生在头皮，少数可发生在眉毛、睫毛、胡须等部位，表现和头部一样。约10%～12%的患者有指甲的改变，甲板出现小的凹点，排列成行，还可以有甲剥离、甲板增厚、点状浑浊、纵嵴或匙状甲等。

本病预后良好，绝大部分可以自然恢复，少数患者尤其是发病年龄早、脱发范围广泛和全秃、普秃的患者预后较差，自然恢复的可能性较小。

【诊断要点】

（一）突然出现，圆形或椭圆形斑状脱发。

（二）脱发区头皮正常。

（三）无自觉症状。

【治疗及预防】

治疗原则：去除可能的诱发因素，避免病情发展；促进毛发生长。

（一）内用治疗

1. 口服维生素B、A、E，胱氨酸0.1g，每日3次；

2. 口服皮质类固醇激素，适用于严重病例或全秃、普秃的患者，一般强的松20～30mg/d，1～2个月后逐渐减量维持。

3. 也可以用口服环孢素A等免疫抑制剂治疗。

（二）外用治疗

1. 斑蝥酊、10%辣椒酊、10%樟脑酊、1%升汞酒精、蒽林霜、2%～5%米诺地尔溶液等外用，可以刺激局部血液循环，促进毛发生长。

2. 外用皮质类固醇制剂，如去炎松霜、氟轻松醑等。

3. 二硝基甲苯（DNCB）外用或方形酸二丁酯（SADBE）等接触致敏剂，使头皮发生接触性皮炎，有一定疗效。

（三）中医中药

以养血、补肾、活血、祛风为治疗原则，常用首乌、熟地、白芍、威灵仙、木瓜、丹参、当归等。中成药如益肾生发冲剂、养血生发胶囊等。局部用梅花针刺激也有效。

（四）物理治疗

PUVA治疗有一定效果。对于局限的顽固性脱发区，可以采用局部皮内或皮下注射皮质类固醇激素，如去炎松悬液或得宝松等。

（五）预防

去除可能的诱发因素，消除和避免精神创伤，调节生活节奏，保持乐观精神，纠正内分泌障碍。

【护理问题】

（一）形象改变：头发成块脱落所致。

（二）焦虑：对预后担忧。

（三）知识缺乏：缺乏对斑秃知识的了解。

【护理措施】

（一）去除可能导致疾病因素。避免精神紧张。告之患者本病绝大多数可自然痊愈，平均四个月可有新发生长，无后遗症。减轻患者精神负担，使其能配合治疗，坚定治愈信心。

（二）指导患者外用药物，协助头皮运动，穴位按摩，理疗等。

（三）生活有规律，劳逸结合，注意休息，提高机体抵抗力，保持愉快心情。

（四）不应过度刺激毛发而影响治疗效果。

【健康教育】

（一）保持愉快、乐观、豁达的心情。

（二）积极治疗，勿急于求成，避免过度刺激毛发，而影响治疗效果。

（三）饮食有规律，禁食辛辣刺激食物。

（四）脱发面积大或经久不愈可先戴假发，以减轻心理负担。

（五）精神创伤是斑秃发病的重要诱因之一，通过和患者的交流帮助他们解除心理问题。

第四节 汗疱疹

汗疱疹属于手湿疹的一种。它的病因不明，可能与手足多汗、癣菌感染、接触刺激物、过敏、神经系统功能失调等有关，是发生在掌跖、指（趾）侧、指（趾）间皮肤的复发性非炎症性水疱病，常伴手、足多汗，换季时多见。

【临床表现】

粟粒至米粒大小的深在性水疱，半球形，略高出皮面，分散或成群分布，在手指的侧面、指间多，手掌也有，跖部较少见。邻近的水疱可以融合出现豌豆大或更大的水疱。自觉瘙痒、灼热。一般水疱不自行破裂，2~3周后自行吸收消退，出现环状、领圈样脱屑，手指端更明显。如果搔抓可导致整个手掌弥漫性脱屑或继发感染呈现手部肿胀、疼痛。少数患者还可以出现甲营养不良。病程可持续数周或数月，有些病例可以每年定期发作，往往数年后自愈。

【诊断要点】

（一）发生在掌跖、指（趾）侧、指（趾）间。

（二）对称性深在性水疱。

（三）多见于换季时，反复发作。

（四）常伴手足多汗。

【治疗及预防】

（一）内用治疗

减少手足出汗，避免精神紧张和情绪激动，可以适当使用镇静剂、抗组胺药物、必要时使用抗胆碱药物，如阿托品。

（二）外用治疗

1. 可以用2%～3%的甲醛泡手，减少手足出汗；
2. 早期水疱可以外用止痒收敛的洗剂，2%硫酸铜溶液湿敷等；
3. 已经剥脱干燥疼痛者，可以外用去炎松尿素软膏。

【护理问题】

（一）瘙痒：皮疹所致。

（二）焦虑：皮疹反复发作。

【护理措施】

（一）分散患者注意力，减轻瘙痒症状，严重者可外涂止痒剂。

（二）嘱患者不能强行将水疱扎破或将脱皮撕掉，避免发生感染。

（三）脱皮后的新生上皮薄而嫩，勿用碱性强的洗涤剂刺激，不要过度清洗双手。

（四）本病具有周期性，1～2个月后自然消退，症状轻者可不治疗。

【健康教育】

（一）避免各种诱发因素，避免接触铬、镍等金属，避免精神紧张。

（二）每年反复发作、手足多汗者应及早就医。

（三）避免搔抓及撕领圈样脱屑，导致大面积脱屑，以免出现继发感染。

第十七章　皮肤肿瘤

皮肤是容易发生肿瘤的部位，而且皮肤肿瘤的种类繁多。绝大多数皮肤肿瘤是良性的，少部分属于恶性。肿瘤的诊断主要根据临床表现及组织病理学检查。

第一节　皮肤良性肿瘤

良性的肿瘤一般形态规则对称，肿瘤生长缓慢局限，界限清楚，不侵犯周围组织，不发生转移，故一般不影响健康。其肿瘤细胞结构排列整齐，大小形态基本一致，分化好，基本无细胞异形性，核丝分裂象少。一般原则上采用局部治疗的方法，如冷冻、激光或手术切除等。

一、粟丘疹

粟丘疹（milium）是一种很常见的皮肤囊肿，分为原发性和继发性两种。前者的囊壁生发于毛囊漏斗部的上皮组织，后者则继发于表皮下大疱病或外伤愈合后。

【临床表现】

任何年龄均可发生。皮损最常见于面部，尤其是眼睑周围，有时也见于阴囊。表现为多发的，粟粒大小约1~2mm的乳白色或黄白色坚实的丘疹，表面光滑，呈圆顶状，可挤出黄白色的角质物。一般无自觉症状，皮损发展缓慢，迁延多年，可自愈。

【诊断要点】

（一）粟粒大小乳白色或黄白色坚实丘疹，圆顶状，用针挑拨可见角质物。

（二）常见面部，特别眼睑及颧部。

（三）无自觉症状。

【治疗与预防】局部消毒后用针尖、刀尖或电疗仪，破坏表皮，挑出白色的角质颗粒即可。

二、脂溢性角化

脂溢性角化（Seborrheic Keratosis）又称老年疣、基底细胞乳头瘤。是中老年人最常见的皮肤肿瘤，是表皮形成细胞增生所形成，发病与家族遗传及长期日晒有关。

【临床表现】主要见于中老年人，男女均可患病。好发于头面部、手背、胸背部。早期损害为皮色或褐色斑片，表面光滑，称为老年性雀斑样痣，俗称"寿斑"。皮损逐渐形成，境界清楚，隆起于皮肤表面的斑丘疹或斑块，上附油腻性痂，颜色呈褐色或黑色（图17-1）。一般无自觉症状，偶感痒，无自愈倾向，但极少恶变。当成年人突然出现多数脂溢性角化病的皮损时，应注意是否并发内脏恶性肿瘤，需进行详细的系统检查。

本病需要和日光性角化病、色素性基底细胞癌及恶性黑素瘤鉴别。

【诊断要点】

（一）淡褐色或褐色斑片，数目不一，表面光滑。

（二）好发面部，尤其颞及颊部。

（三）常见中老年人。

（四）一般无自觉症状。

【治疗与预防】

一般不需治疗。若患者要求治疗时，多采用局部治疗。

（一）早期损害外用维 A 酸霜。

（二）可用液氮冷冻、脉冲激光及光子嫩肤等。

（三）较大的或疑有癌变的应彻底切除并做病理。

三、汗管瘤

汗管瘤（syringoma）是小汗腺导管的一种腺瘤，可能与内分泌有关。有些患者有家族史，临床较常见。

【临床表现】

多发于中青年女性，在妊娠期、月经期或使用女性激素时皮疹可增大、肿胀，皮损为 1~3mm 直径的肤色或淡黄色的扁平丘疹，表面有光泽，质中，常为多发，散在或密集分布，但不融合。好发于眼睑，特别是双下眼睑，面颊部，前胸，腋窝及生殖器部位也可出现。而发疹型的汗管瘤则分布更加广泛。病程慢性，皮疹可陆续出现，渐渐增多，不能自行消退。无自觉症状。

【诊断要点】

（一）损害为淡黄色扁平丘疹，表面光滑。

（二）好发于眼睑，特别是下眼睑部位。

（三）常见中青年女性。

（四）本病应和扁平疣，毛发上皮瘤，粟丘疹等鉴别。

【治疗与预防】

治疗可选择电解、冷冻、CO_2 激光等。

四、先天性血管瘤

先天性血管瘤（congenital hemangioma）是来源于皮肤血管的良性肿瘤。多在出生时或婴儿期发生。

【临床表现】临床上可分为鲜红斑痣（毛细血管痣），单纯血管瘤，海绵状血管瘤。

（一）鲜红斑痣（nevus flammeus）

又称毛细血管痣或葡萄酒色痣。本型多在出生时或出生后不久发生。随年龄增长而扩大，到成年后停止发展，终身不消退。皮损为淡红色至深红色斑片，边缘不规则，但境界清楚，表面光滑，可见扩张的毛细血管，压之退色。有时表面出现小结节状增生。皮损好发于枕、颈、额、颊部及肢体一侧。发生于面颊及眼睑时，可累及黏膜。发生于一侧肢体可引起鲜红斑痣—骨肥大综合征。

（二）单纯血管瘤（hemangioma simplex）

又称草莓状血管瘤。多在出生后数周内出现，皮损以头面部最常见，初发为粟粒大至绿豆大的半球形丘疹，或小结节，呈鲜红色至紫红色，境界清楚，质地柔软，表面光滑，渐渐长大呈分叶状，形似草莓。约90%以上的患儿可在10岁之前自行消退。

（三）海绵血管瘤（hemangioma cavernosum）

皮损在出生时即有或出生后不久出现。损害为暗红色至青紫色隆起性柔软肿块，形似海绵，表面呈半球形或分叶状，挤压可缩小，大小不等。多发于头面、四肢；口腔、鼻腔黏膜及外阴黏膜均可发生。皮疹常持续存在，不断增大，无自觉症状。

【治疗与预防】

需根据其性质、部位及年龄等具体情况而定。

（一）鲜红斑痣治疗应用脉冲激光，如585nm或VP532nm，治疗可获得明显效果，但价格昂贵。

（二）单纯性血管瘤由于绝大多数均可自行消退，因此需向家长做解释，只有生长较快较大者，且易受外伤出血或长在重要的组织器官附近，如眼周、外阴部，可用冷冻、X线照射或^{90}锶敷贴。

（三）海绵状血管瘤大多用硬化剂局部注射，如鱼肝油酸钠，50%葡萄糖液或70%的酒精、普鲁卡因，剂量要适当，以免造成局部坏死。

五、瘢痕疙瘩

瘢痕疙瘩（keloid）是皮肤损伤后结缔组织纤维异常增生所致，多与机体的特异性素质，家族遗传，种族等有关。皮肤轻度损伤如痤疮、毛囊炎或外伤、手术常为诱发因素。

【临床表现】

本病好发于前胸，特别是胸骨部，其次为肩胛，背部。皮疹初期为坚实的粉红色丘疹或斑丘疹，渐增大，呈隆起性坚硬的斑块，边缘清楚，表面光滑，有树枝状毛细血管扩张，形状不规则，有时呈蟹足状。自觉瘙痒或刺痛感。病程慢性，持续不退。本病需与肥厚性瘢痕鉴别：后者皮损范围一般不超过外伤或手术切口部位。且在1~2年渐变软变平。常无自觉症状。

【诊断要点】

（一）粉红色或正常肤色斑块，表面光滑，典型呈蟹足状。

（二）常见胸部及肩胛等处。

（三）部分患者有外伤史。

【治疗与预防】

治疗原则　避免外伤，早期治疗。

（一）尽量避免局部摩擦刺激，勿施行单纯手术切除。若行手术切除后应配合局部放射治疗。

（二）局部封闭疗法，早期较小损害，可用醋酸强地松龙混悬液和2%利多卡因0.5~1ml皮损基底部注射，每周一次，连续4~8次。或用长效的皮质类固醇制剂皮损内注射，如得宝松，每月1次。

六、皮肤纤维瘤

皮肤纤维瘤（dermatofibroma）是一种结缔组织增生性疾病。病因不明，部分患者发病前有局部外伤史或虫咬史。

【临床表现】

好发于中年人，女性多见。常发生于四肢、臀部。初起为浅褐色斑丘疹，渐渐增生成质地坚实性结节，直径0.5~2cm，与表面粘连。生长缓慢，常有压痛。

【治疗】本病一般不需治疗。如有要求可以手术切除。

七、色素痣

色素痣（pigmented naevus）是皮肤黑素细胞的良性肿瘤，肿瘤细胞有产生色素的能力。若出生时即有称为先天性色素痣，儿童或青春期才出现的为获得性色素痣。一般根据组织病理中痣细胞巢和表皮的关系分为交界痣、皮内痣和混合痣。

【临床表现】

（一）交界痣一般不高出皮面，褐色至黑色，可发生于任何部位，发生于甲母、手足掌跖和生殖器部位的色素痣多属于此。

（二）皮内痣高于皮面，褐色或皮色，好发于头颈躯干，是最常见的色素痣。

（三）混合痣高出于皮面，颜色褐色至黑色深浅不一。

【治疗与预防】

一般不需要治疗，若有美容要求，则可选择 CO_2 激光或手术切除。但对于东方人，发生于甲母、手足掌跖的交界痣应重视，若皮损突然增大，颜色不均匀，边缘不整齐，破溃出血等，应及时完整切除，并行组织病理检查，判断肿瘤的良恶性。

良性皮肤肿瘤护理

【护理问题】

（一）知识缺乏：与缺乏良性皮肤肿瘤知识有关。

（二）自我形象紊乱：与皮肤上产生的异常色素或肿瘤生长在影响美容部位有关。

【护理措施】

（一）耐心向患者解释各种疾病的病因、皮肤表现及预后，使患者能了解病情，及时消除患者的顾虑，使其保持健康的心态，配合医生的治疗。

（二）告诫患者避免局部刺激，如挤捏、搔抓、摩擦等，防止破溃继发感染，产生瘢痕。

（三）手术切除、冷冻疗法后，注意保护创面周围清洁干燥，防止发生局部糜烂、感染。告诉患者 CO_2 激光、手术切除后局部疼痛会很快缓解，以减轻患者心理负担。

（四）手术切除的伤口定期拆线。

（五）根据不同年龄、心理承受能力做好心理护理，配合治疗。

【健康教育】

（一）与日晒有关的疾病应尽量避免长期日晒，外出打伞、涂防晒霜和口服防晒药物。

（二）避免接触放射及致癌物质，减少长期局部刺激，保持皮肤清洁。

（三）不要因美容而盲目使用腐蚀药物损伤皮肤。

（四）发现皮损处有异常变化，及时就医。

第二节 皮肤恶性肿瘤

由于生活水平提高，人的寿命延长；环境污染，紫外线辐射增强；人们的户外活动增多等原因，皮肤恶性肿瘤的发病率有明显增高的趋势。通常情况下，皮肤恶性肿瘤具有不对称、边界不清晰、可向周围组织侵袭破坏，有的甚至可以转移到其他的脏器，危及生命。诊断主要依据特征的临床表现并依靠组织病理明确诊断。

一、日光角化病

日光角化病（solar keratosis）又称光线性角化病或老年性角化病。与长期过度的日光曝晒有关，患者的种族、遗传等也是重要因素。属于癌前期病变，部分日光角化病可转为鳞状细胞癌。

【临床表现】

主要发生于老年人的暴露部位，如头面部、手背等。患者的皮肤呈老年性改变，皮肤粗糙、皱纹明显，萎缩弹性差。皮损为红色的斑疹、斑丘疹，表面附以粗糙角化的黏着性鳞屑。无自觉症状，病程缓慢。皮损出现糜烂、溃疡等，应怀疑已转为恶性肿瘤。

【诊断要点】

（一）暴露部位红褐色斑疹或斑丘疹，表面粗糙角化并有粘着性鳞屑。

（二）慢性过程。

（三）常见老年人。

（四）组织病理可协助诊断。

【治疗与预防】

（一）以局部治疗为主，液氮冷冻是最简单易行的方法。也可采用CO_2激光等方法。

（二）外用药物多采用5% 5-Fu软膏或维A酸。

（三）若怀疑有癌变或疣状增生较明显，选择手术完全切除，并做病理检查。

（四）避免阳光过度曝晒，外出时戴宽边帽着长袖衣，每日常规使用既能防UVB又能防UVA的防晒产品。

二、基底细胞癌

基底细胞癌（basal cell carcinoma）又称基底细胞上皮瘤。恶性程度较低，生长缓慢，不易发生转移。

【临床表现】好发于老年人的暴露部位。典型损害为斑块或结节，周边珍珠样隆起性，表面毛细血管扩张，中心可出现角化、糜烂、溃疡、结痂（图17-2）。根据临床特点分为以下四型。

（一）结节溃疡型　最常见，开始为蜡样光泽的小结节，表面有毛细血管扩张，逐渐增大、中央形成溃疡，绕以珍珠样滚边。

（二）色素型　与结节溃疡型相似，表面呈黑褐色或黑色，易误诊为色素痣或恶性黑素瘤。

（三）硬斑病样型　淡红色或黄红色硬性斑块，边缘不清，位置较深在，后期可发生溃疡。易误诊为硬斑病或瘢痕样瘢块。

（四）浅表型　本型多发于非暴露部位，损害为浅红色至黄褐色浸润性斑片，境界清，边缘有轻度的珍珠样滚边。表面可有鳞屑或溃疡结痂。

【组织病理】

真皮中肿瘤细胞似基底细胞样团块，细胞核大，深染。肿瘤周边细胞排列呈栅栏状。

【诊断要点】

（一）多见于老年人暴露部位。

（二）珍珠样隆起性边缘的斑块或结节，中央形成溃疡。

（三）发展缓慢，不易发生转移。

（四）根据组织病理可确诊。

【治疗与预防】

（一）一般选择手术完全切除，若不能接受手术可选择小剂量放射线多次治疗。

（二）也可选择冷冻、激光或光动力治疗。

（三）本病虽为恶性肿瘤，但生长缓慢，极少转移，治疗效果满意，一般预后较好。

（四）避免长期日晒。

三、鳞状细胞癌

鳞状细胞癌（squamous cell carcinoma）是起源于角质形成细胞的一种常见的恶性肿瘤。常发生于某些皮肤病变的基础上，如日光角化病、慢性放射性皮炎、瘢痕组织、DLE、慢性溃疡、黏膜白斑等。某些致癌物质长期刺激，如无机砷、沥青、焦油类等也可诱发鳞癌。本病易发生溃疡和转移。

【临床表现】

大多数皮损是在上述皮肤病变的基础上出现红色浸润性结节、斑块，逐渐形成疣状或呈菜花状增生，表面形成边缘不齐的溃疡，并向深部发展，常继发细菌感染伴恶臭（图17-3）。鳞癌恶性度较高，破坏组织，易转移，早期为局部的淋巴结转移，晚期可血行转移。

【诊断要点】

（一）多见于老年患者。

（二）在原有皮肤病变的基础上出现结节、斑块或菜花样损害，易发生溃疡。

（三）组织病理可见异形性的鳞状细胞。

【治疗与预防】

（一）手术治疗　尽量首选手术切除，要求切除周边正常组织0.5～1cm，深达皮下组织，并应定期随访。术后加X线照射，疗效更好。

（二）放射治疗　对于头面部损害较大，老年体弱，不适宜手术的，可采用X线放射治疗。

（三）CO_2激光、液氮冷冻等只适用于较小的较浅表的肿瘤。

四、鲍温病

鲍温病（Bowen's disease）又称皮肤原位鳞癌。

【临床表现】

多见于中老年人的非暴露部位。圆形或椭圆形浸润性红斑，边缘清楚，但不规则呈花瓣样，缓慢增大，表面覆以角化性粘着鳞屑，剥去后呈现潮红湿润面，或颗粒状（图17-4）。多无自觉症状。本病多为单发，若多发应注意查血砷及尿砷含量。

【诊断要点】

（一）中老年发病。

（二）境界清楚的黄褐色或红色斑，边缘不规则，表面角化性鳞屑。

（三）组织病理表皮全层角质形成细胞非典型性增生。

【治疗与预防】

（一）一旦确诊应选手术切除。切除范围应包括周围正常组织0.5～1cm，深达真皮深层，切除组织及时做病理检查，若不完全时应再次扩大手术范围。

（二）不宜手术的患者可选择浅部 X 线照射或光动力治疗。

（三）不适宜上述治疗的，可外用 5% 5-Fu 软膏，每日 2 次，连续 1~3 个月，应当注意随访。

五、湿疹样癌

湿疹样癌即帕哲病（Paget disease）目前认为是起源于腺体导管细胞的恶性肿瘤，发生于乳房称乳房帕哲病，若发生于外生殖器、肛门及周围、脐部、腋窝等处，称为乳房外帕哲病。早期为原位癌，晚期可发生浸润和转移。

【临床表现】

本病多发生于 40 岁以后的女性乳头、乳晕及周围皮肤，单侧发生。开始为乳头部出现淡红色斑片，表面有渗出，结痂，境界清楚，渐扩大到乳晕及周围皮肤，易误诊为湿疹。皮损可长期不愈缓慢扩大，自觉有不同程度的瘙痒或灼痛感。乳房外帕哲病多发生于大汗腺较多的部位，如腹股沟、男性阴囊、女性外阴部、肛门周围皮肤、腋下等，皮疹表现同乳房帕哲病（图 17-5）。患者可同时患有直肠癌或宫颈癌，应详细检查。

本病需与湿疹鉴别：湿疹常对称分布，边缘不清楚，激素治疗可明显缓解，但易反复发作，伴剧烈瘙痒。而湿疹样癌多为单侧性，皮损局限，自觉症状不明显。病理检查可鉴别。

【诊断要点】

（一）中年以上妇女乳房及两性的外阴、肛周等处。

（二）红斑糜烂，分布不对称。

（三）激素治疗无效。

（四）组织病理可明确诊断。

【治疗与预防】

（一）手术切除，范围包括周边正常皮肤 1~2cm，深达皮下脂肪层。必要时清扫该侧淋巴结。

（二）不适宜手术的多用深部 X 线治疗。

六、蕈样霉菌病

蕈样霉菌病（mycosis fungoides，MF）是一种原发于皮肤的恶性 T 细胞淋巴瘤。

【临床表现】 根据临床表现可分三期：

（一）红斑期 红色或红褐色斑片，表面附以鳞屑，界限较清楚，皮肤常常明显干燥，瘙痒重，此期常被误诊为湿疹，神经性皮炎，银屑病，副银屑病等。本期病程可长达数年或十余年，其间皮疹时轻时重。

（二）斑块期 大小不等，形态不规则的浸润性斑块，呈红色，紫红色，暗红色。可在红斑期皮损的基础上发展而来，也可开始即为浸润性斑块。

（三）肿瘤期 可由斑块期发展而来，也可在正常皮肤上出现（暴发型）。肿瘤隆起呈半球状、蕈状或马蹄状。红色、紫红色、褐红色，常破溃呈"烂番茄"状。

以上三期不易严格区分，有时可同时存在。部分患者出现红皮病表现。晚期可多脏器受累。

【诊断要点】

（一）早期红斑鳞屑伴有剧烈瘙痒。逐渐发展成斑块。晚期发生肿瘤。

（二）病程慢性。

（三）依据组织病理确诊。

【治疗与预防】

（一）早期常采取局部治疗并增强患者机体免疫力，如外用氮芥酒精，浓度以氮芥10mg/60ml酒精增到10mg/40ml，每日一次。注意需新鲜配制并避光保存。以对症治疗为主。瘙痒剧烈时可用皮质类固醇激素软膏或5％5-Fu软膏，维生素E霜等。

（二）可选用PUVA治疗，口服8-甲氧补骨脂素（8-MOP）0.6mg/（kg·d），2小时后照射UVA。配合肌内注射干扰素，300万单位，每周2次。

（三）晚期患者选择联合化疗如COPP（环磷酰胺、长春新碱、泼尼松、甲基苄肼）。MOPP（氮芥、长春新碱、泼尼松、甲基苄肼）。

七、恶性皮肤肿瘤的护理

【护理问题】

（一）皮肤完整性受损：与皮损反复出现及一般治疗效果不佳有关。

（二）预感性悲哀：与了解病情后心理压力过大有关。

（三）有感染的危险：长期使用药物及抵抗力下降有关。

（四）焦虑：与疾病可以复发及是否转移有关。

（五）知识缺乏：缺乏对恶性皮肤肿瘤认识。

【护理措施】

（一）多了解患者心理状态，向患者及家属解释病情，消除紧张情绪，减轻思想负担。正确对待疾病的发生和发展。鼓励患者长期积极配合治疗，树立战胜疾病的信心。

（二）寻找并去除病因，如避免日晒、避免接触沥青及煤焦油产物、远离辐射、忌食过热及辛辣食物、注意口腔卫生等。

（三）及早诊断，坚持积极治疗、防止皮肤恶化带来更大的心理负担。

（四）介绍主要的治疗方法、治疗作用、效果。使患者配合治疗。

（五）光疗期间，戴墨镜，以防白内障发生。化疗期间，经常会产生焦虑、烦躁、抑郁的情绪，护理人员要以人为本，做好心理护理。减轻生理和心理痛苦，与家属配合为患者创造舒适的休养治疗环境。

（六）化疗药物对皮肤有腐蚀作用，在静脉注射时注意保护血管和局部皮肤。

（七）观察药物副作用，通知医生及时采取措施。

（八）虽然本组疾病属于恶性肿瘤，但恶性程度相比其他内脏肿瘤较低，发展缓慢，如治疗及时、彻底，还是可以治愈的。

【健康教育】

（一）叮嘱患者保持乐观情绪，正确对待所患疾病，配合医生积极治疗，定期门诊复查。

（二）锻炼身体，劳逸结合，加强营养，提高自身抵抗力，避免接触有害的化学物质。

（三）宣传肿瘤普查的重要性，在有条件的地区应定期体格检查，做到早发现，早治疗。

（四）肿瘤患者需要更多关怀，除了医生护士以外，家人更要体贴、关心他们，鼓励患者与医生和护士积极配合，树立战胜疾病的信心。

主要参考读物

1. 赵辨主编. 临床皮肤病学. 第3版. 江苏：科学技术出版社，2001.
2. 王光超主编. 皮肤病与性病. 北京：科学技术出版社，2002.
3. 朱学骏主编. 皮肤病学与性病学. 北京：北京大学医学出版社，2003.
4. 朱学骏主编. 现代皮肤性病学诊疗手册：第2版. 北京：北京医科大学出版社，2001.
5. 朱学骏，崔顺斌主编. 皮肤性病学. 北京：北京医科大学出版社，1995.
6. 王宗发主编. 皮肤性病护理学. 陕西：陕西科学技术出版社，1999.
7. 邹恂主编. 现代护理诊断手册. 北京：北京医科大学出版社，1996.
8. 顾沛主编. 外科护理学. 北京：科学技术出版社，2000.

彩 图

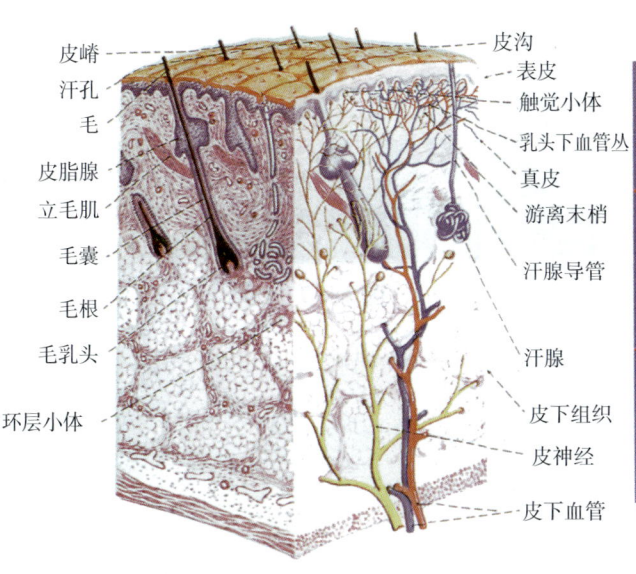

图 1-1 正常皮肤组织结构

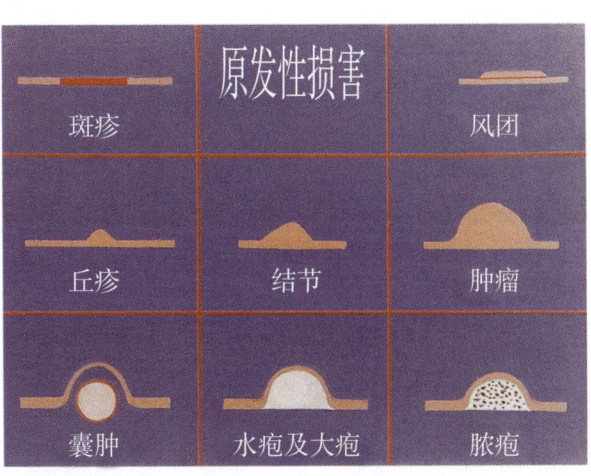

图 2-1 原发损害

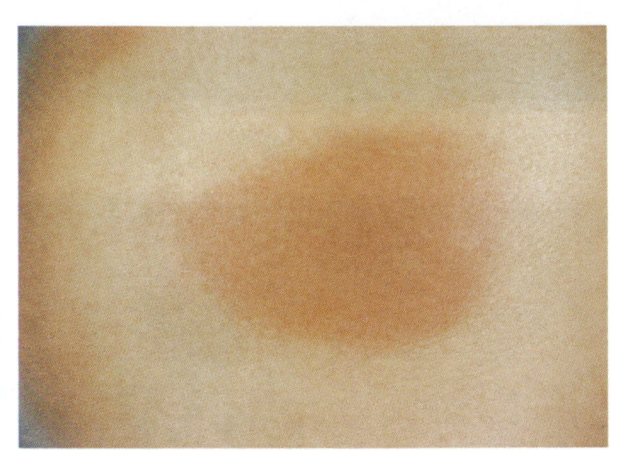

图 2-2 炎症性红斑

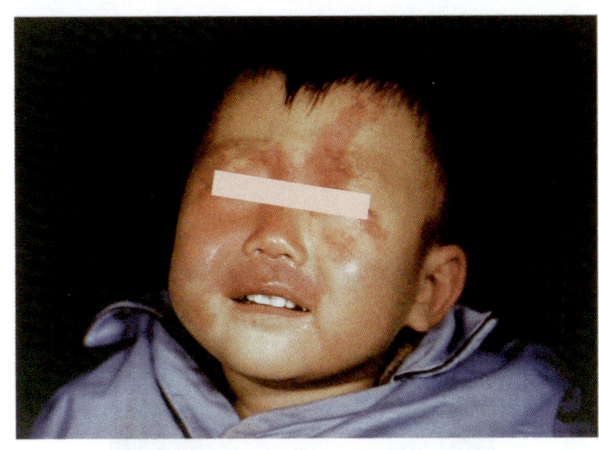

图 2-3 非炎症性红斑

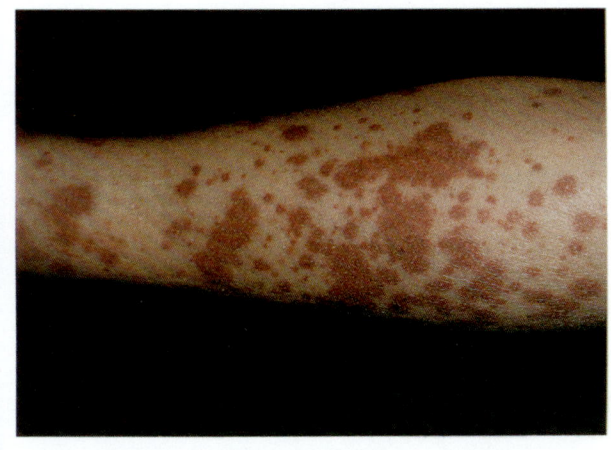

图 2-4 出血性红斑

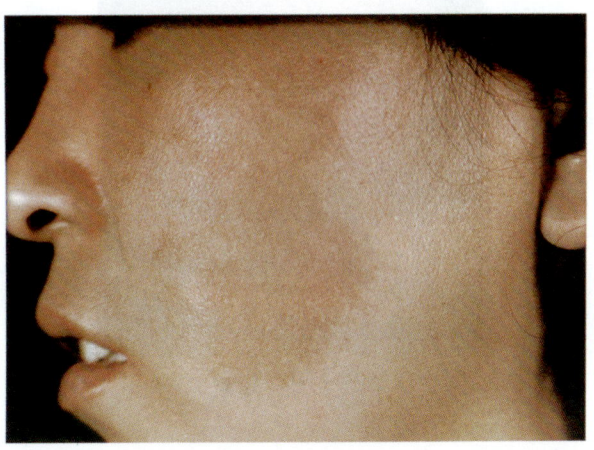

图 2-5 色素沉着斑

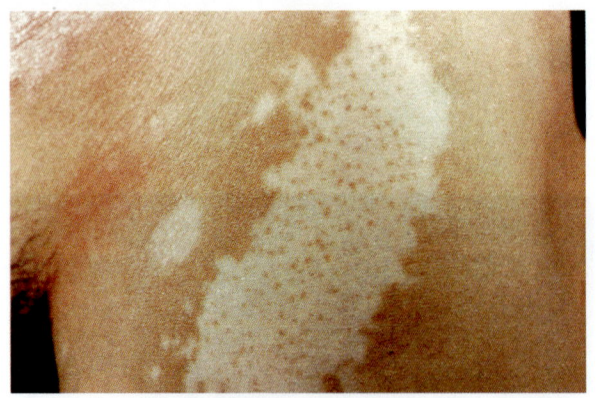

图 2-6　色素脱失斑

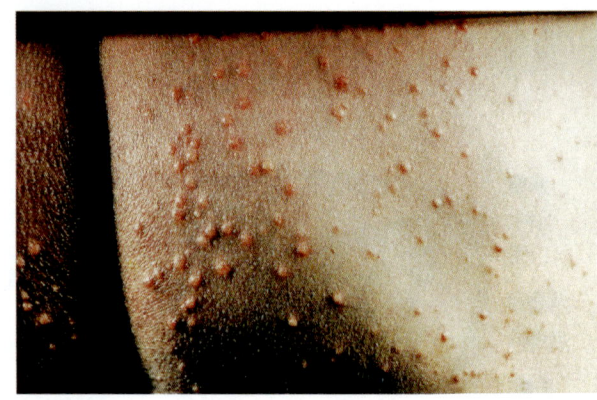

图 2-7　丘疹

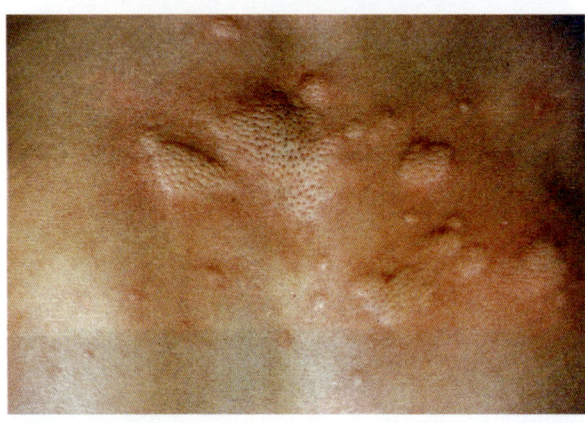

图 2-8　风团

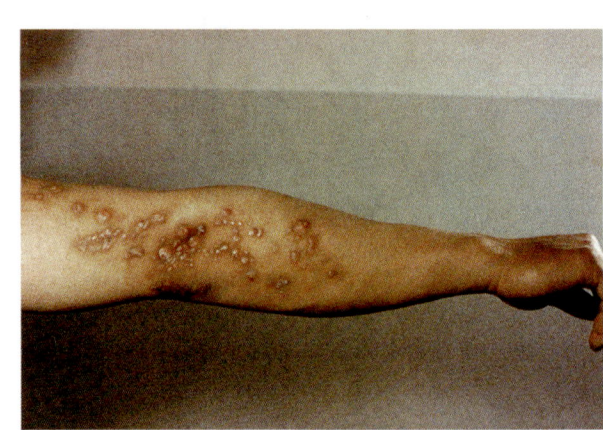

图 2-9　结节

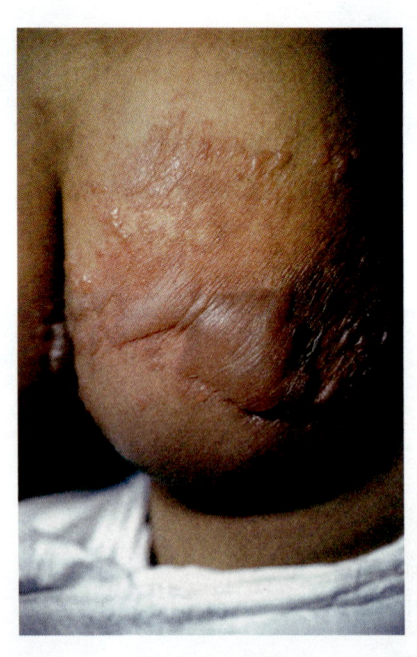

图 2-10　水疱

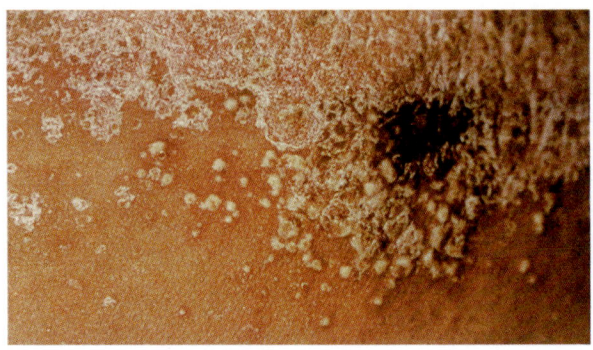

图 2-11　脓疱

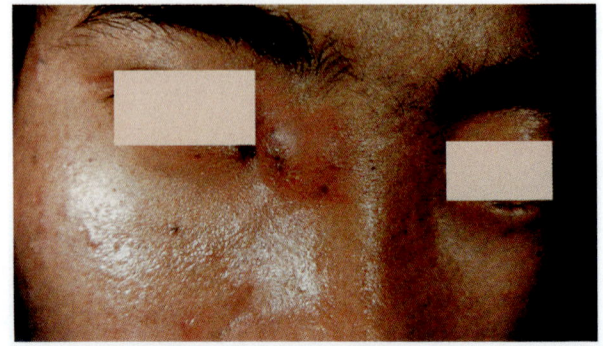

图 2-12　囊肿

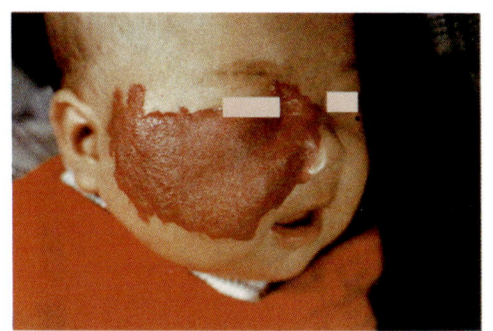

图 2-13 良性肿瘤——血管瘤

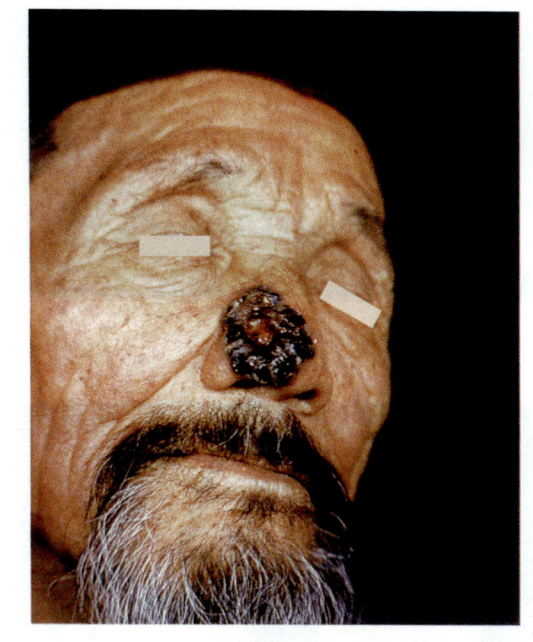

图 2-14 恶性肿瘤——基底细胞癌

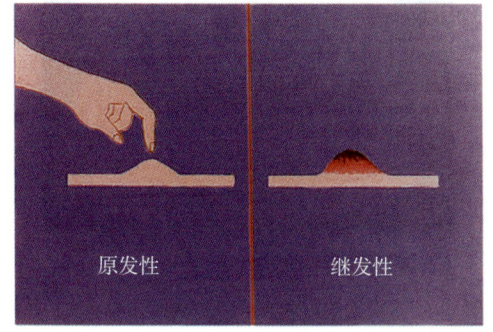

图 2-15 继发损害

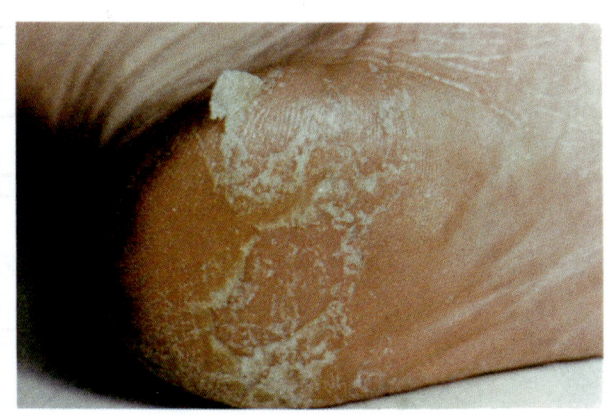

图 2-16 鳞屑

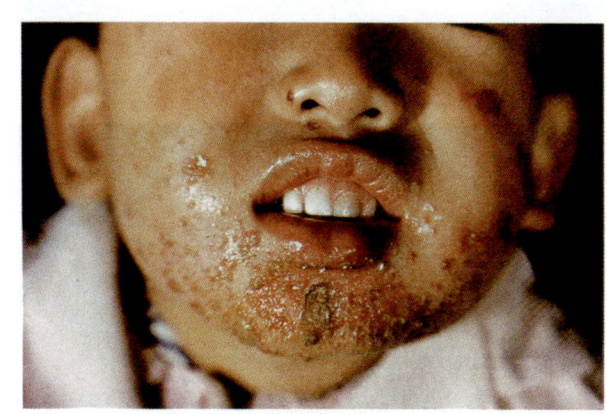

图 2-17 结痂

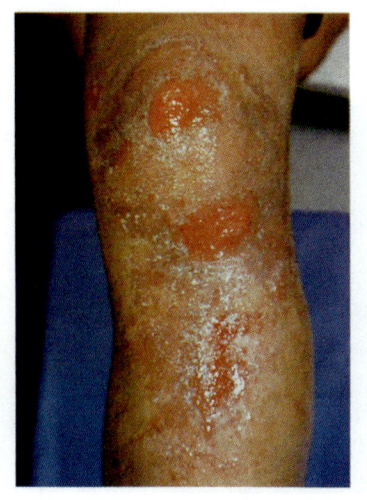

图 2-18 糜烂

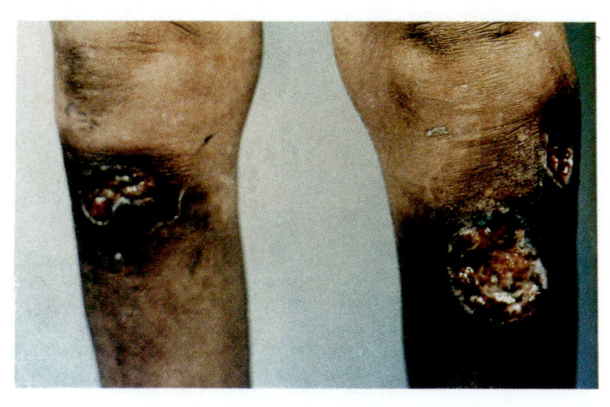

图 2-19 溃疡

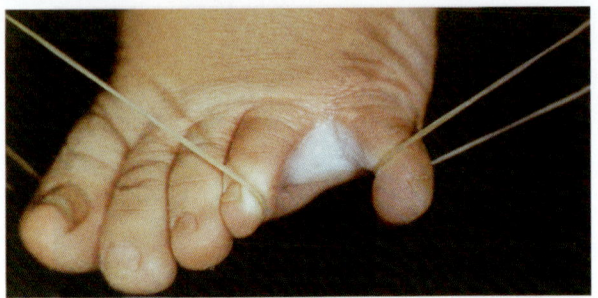

图 2-20 浸渍

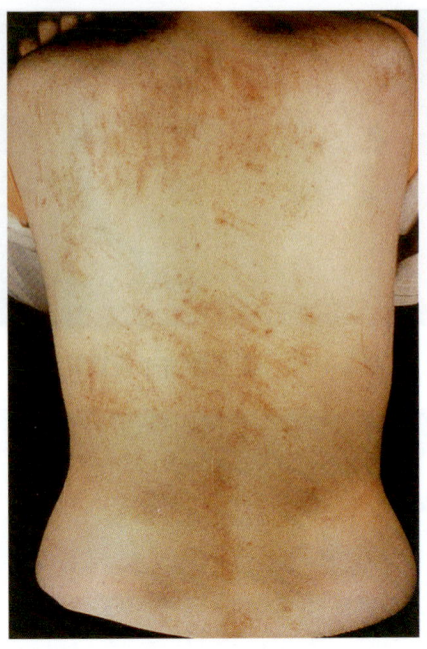

图 2-21 抓痕

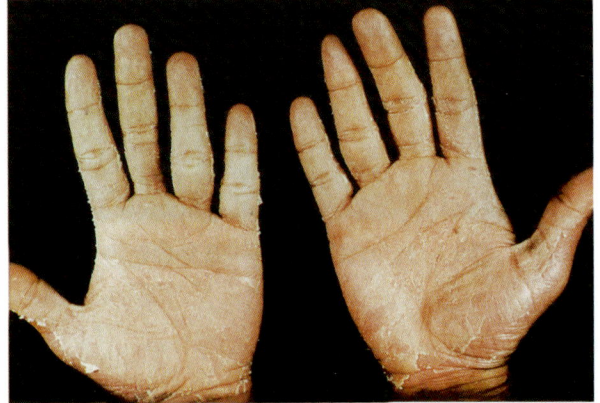

图 2-22 皲裂

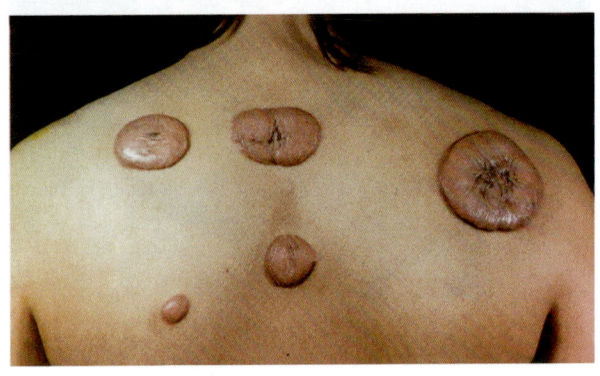

图 2-23 瘢痕

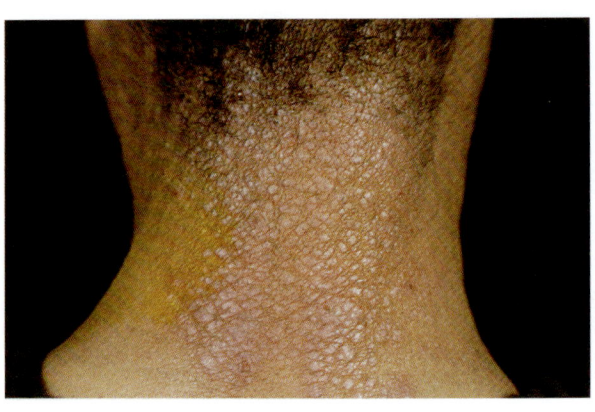

图 2-24 苔藓化

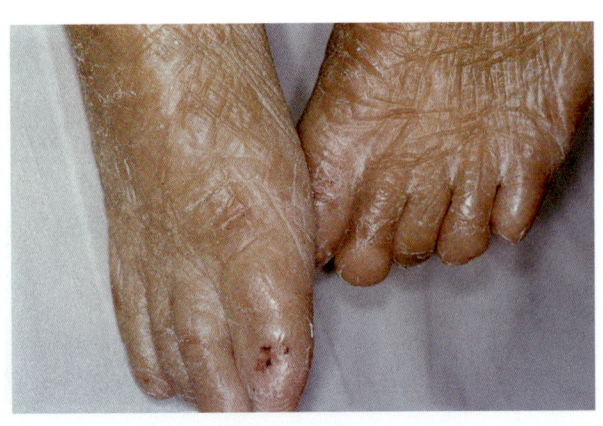

图 2-25 萎缩

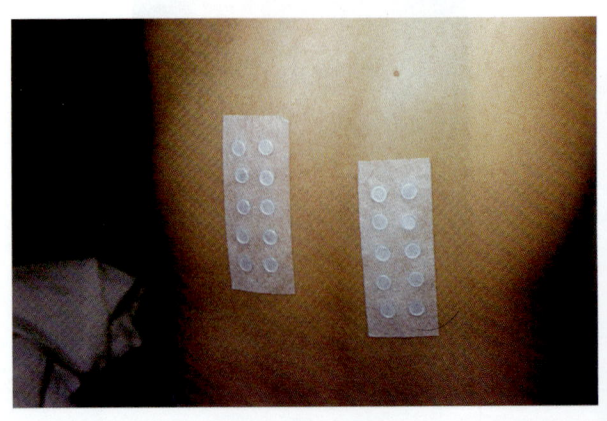

图 2-26 斑贴试验

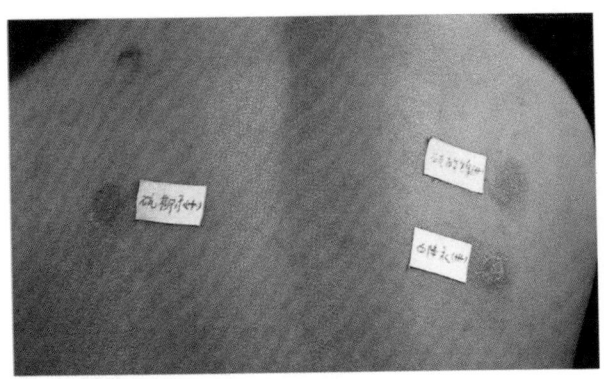

图 2-27　斑贴试验阳性

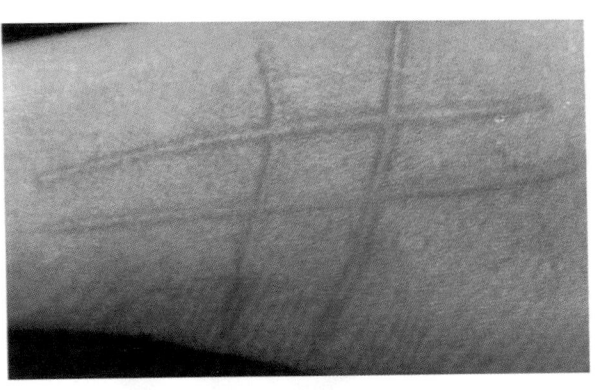

图 2-28　皮肤划痕试验

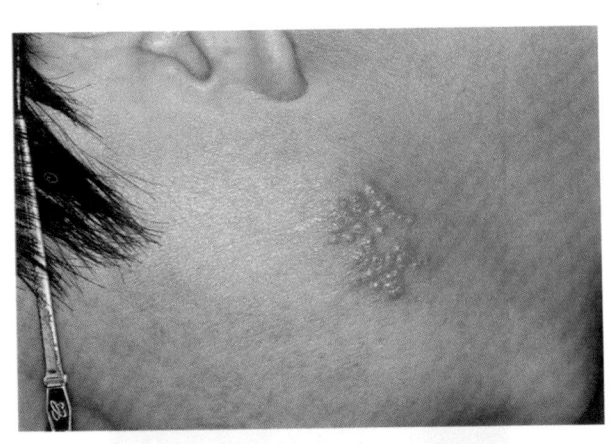

图 7-1　单纯疱疹

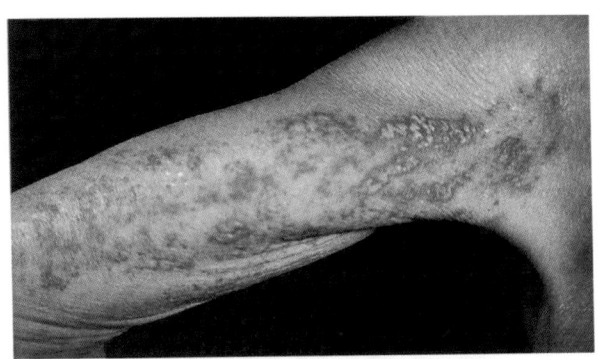

图 7-2　带状疱疹

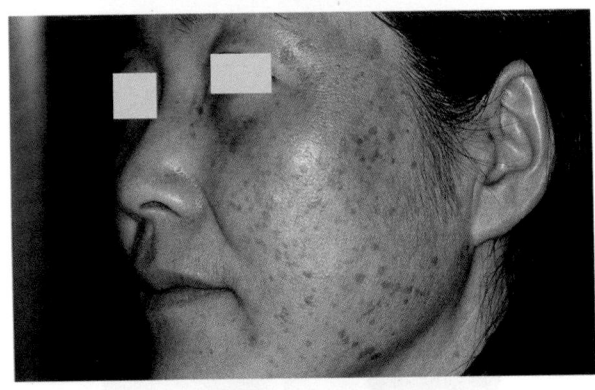

图 7-4　扁平疣

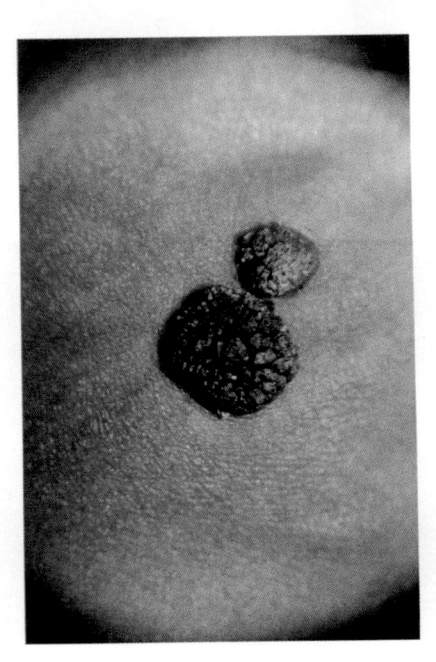

图 7-3　寻常疣

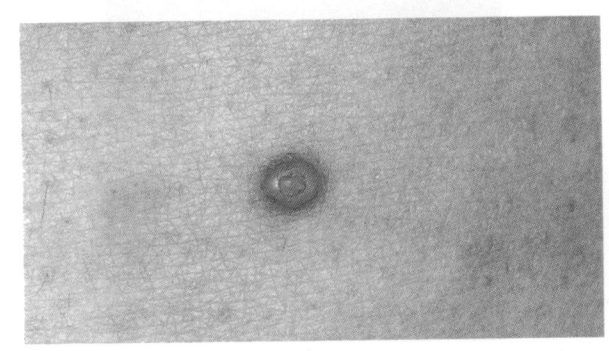

图 7-5　传染性软疣

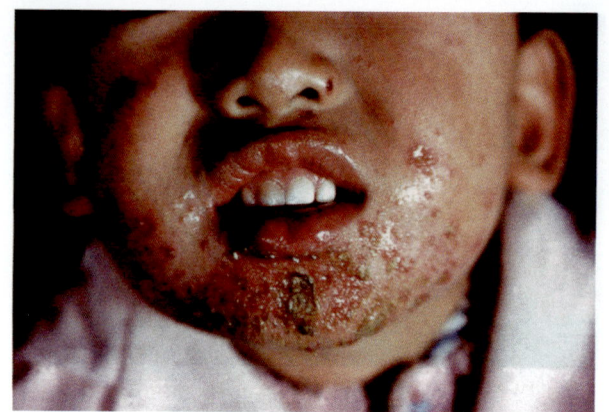

图 8-1 脓疱疮

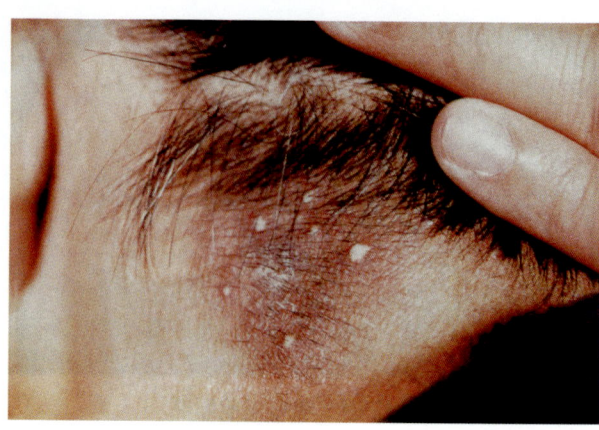

图 8-2 毛囊炎

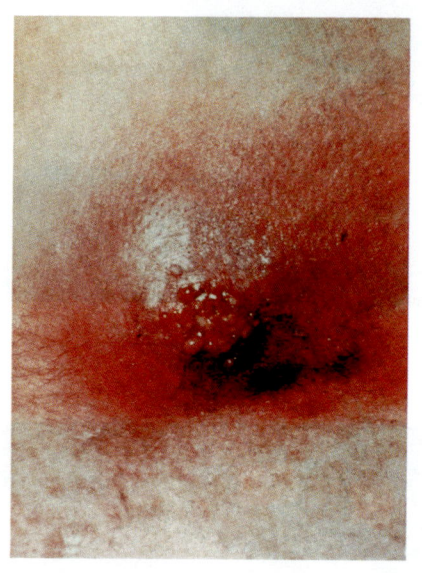

图 8-3 痈

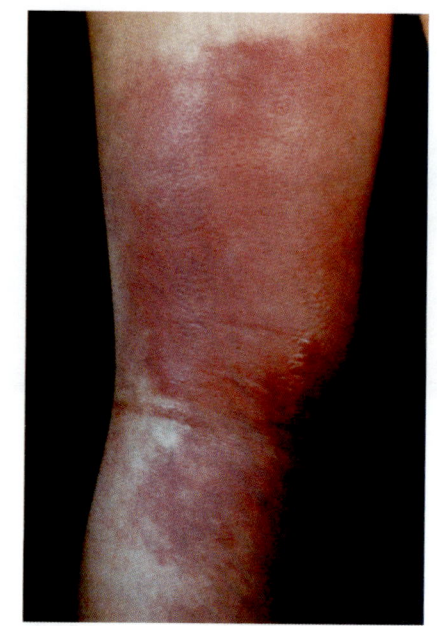

图 8-4 丹毒

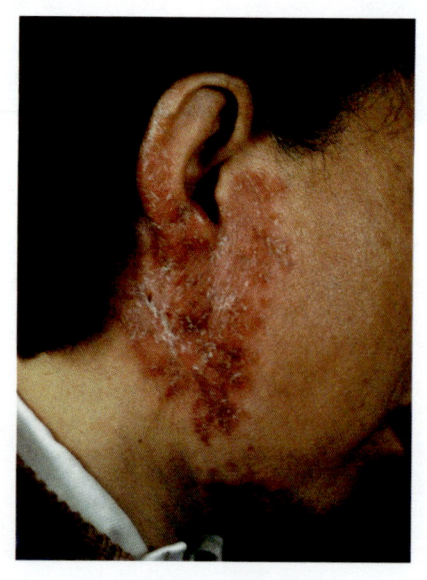

图 8-5 寻常狼疮

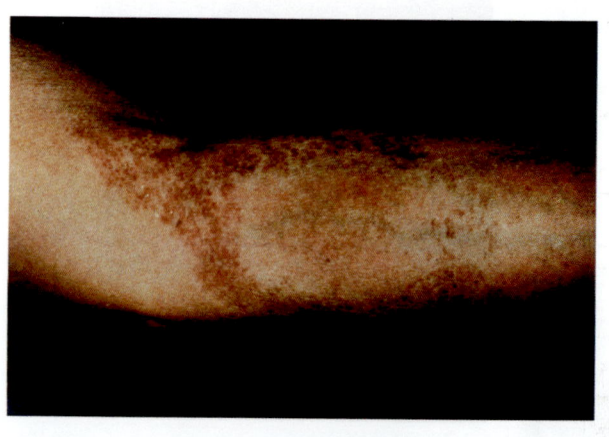

图 8-6 结核样型麻风

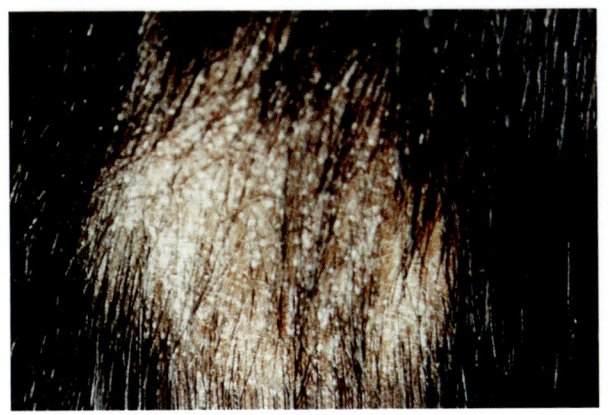

图 9-1 白癣

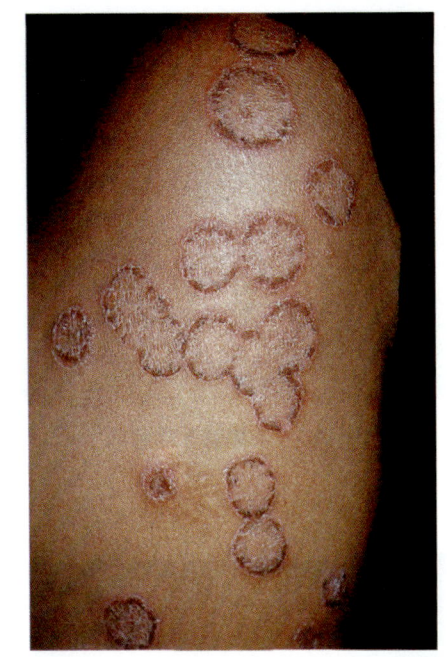

图 9-2 体癣

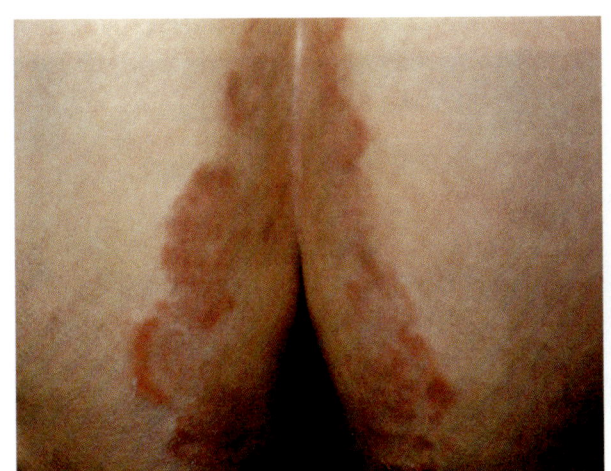

图 9-3 体癣

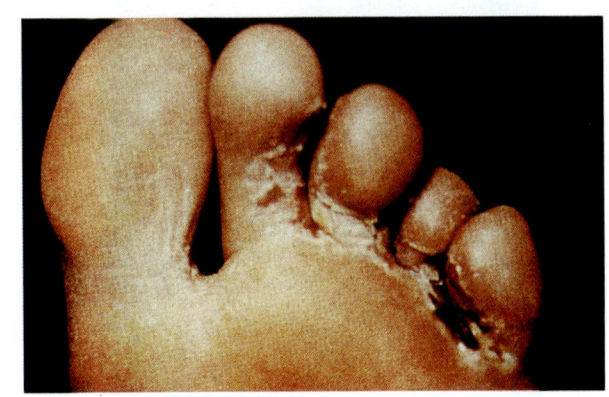

图 9-4 足癣

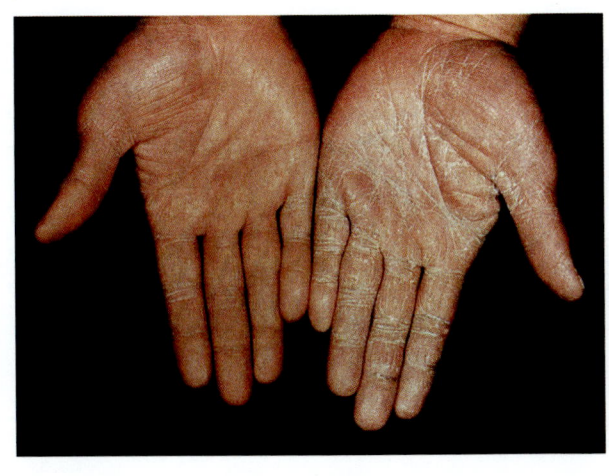

图 9-5 手癣

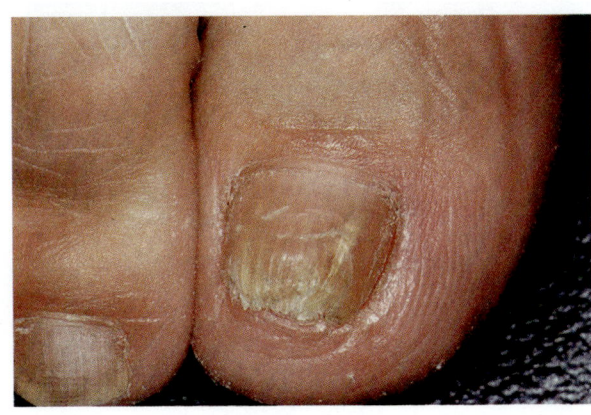

图 9-6 甲癣

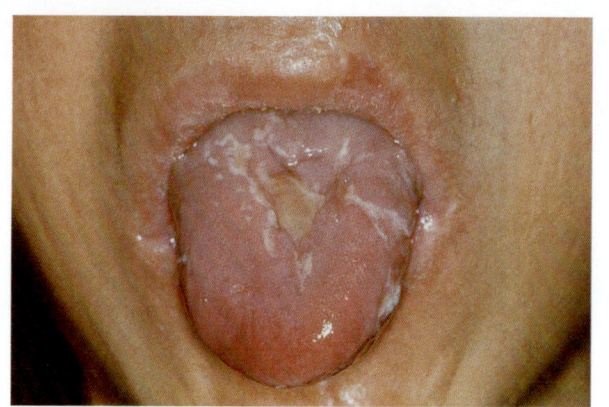

图 9-7　黏膜念珠菌病

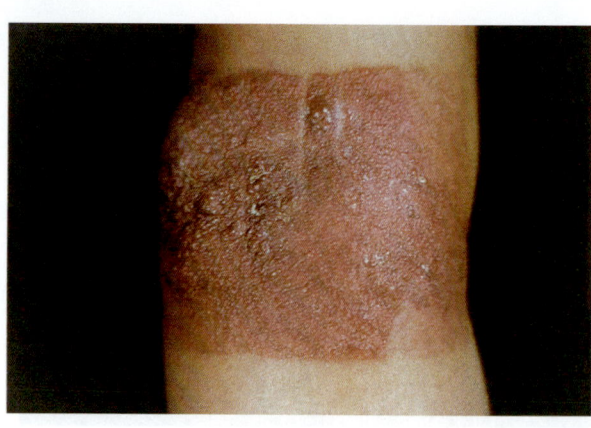

图 10-1　接触性皮炎

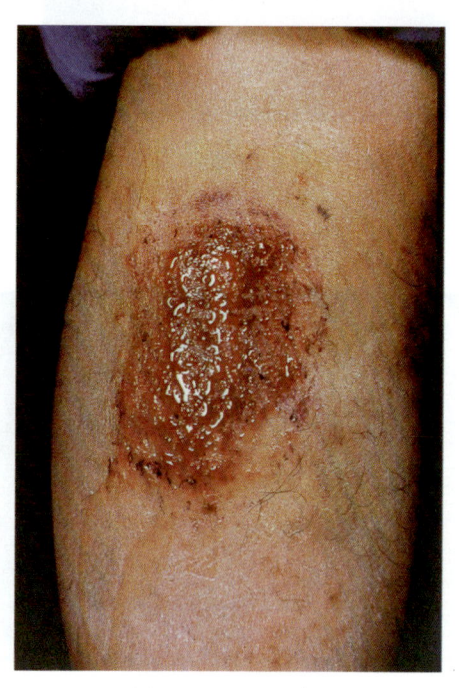

图 10-2　急性湿疹

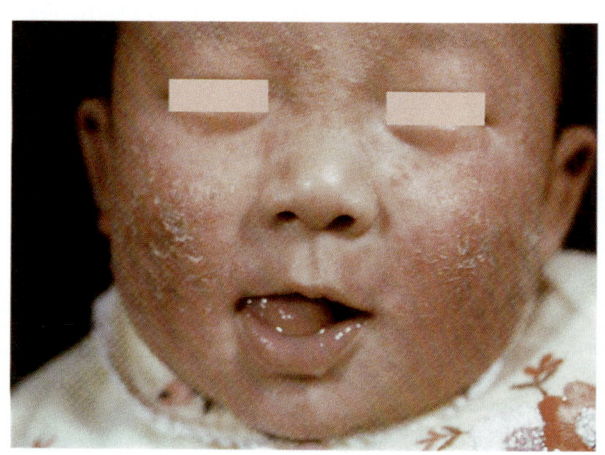

图 10-3　异位性皮炎

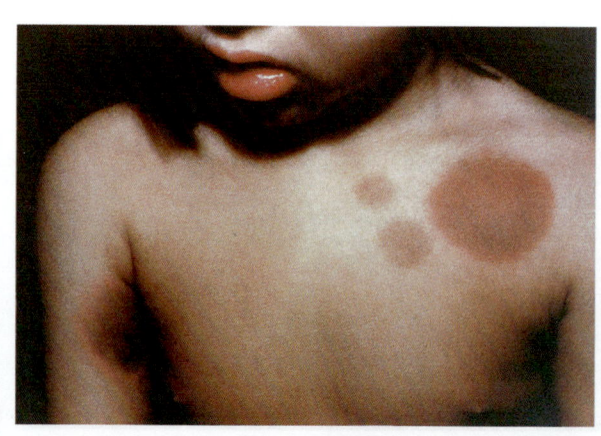

图 10-4　固定型药疹

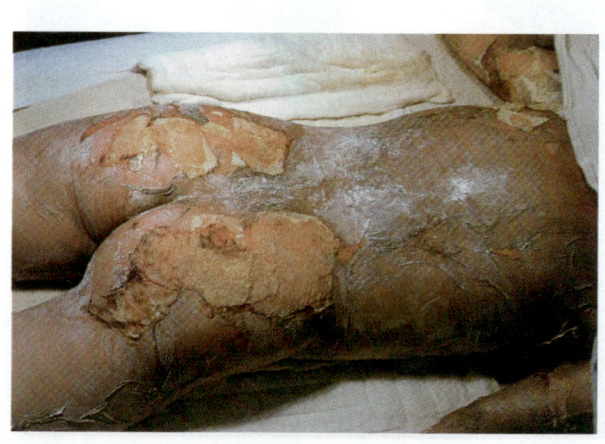

图 10-5　大疱表皮松解症型药疹

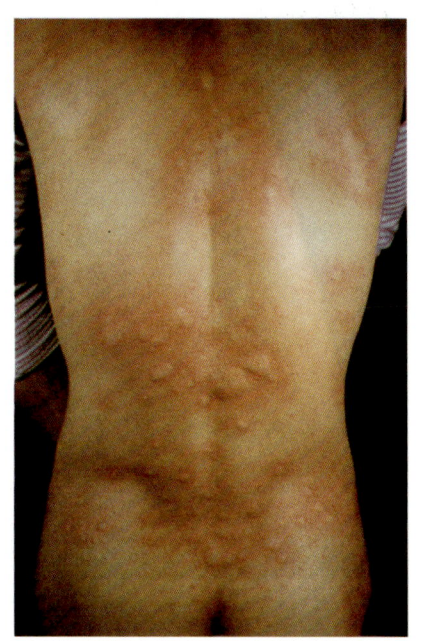

图 10-6　荨麻疹

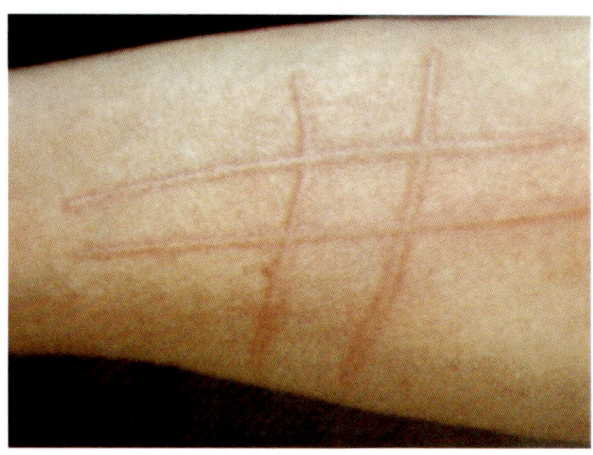

图 10-7　皮肤划痕阳性

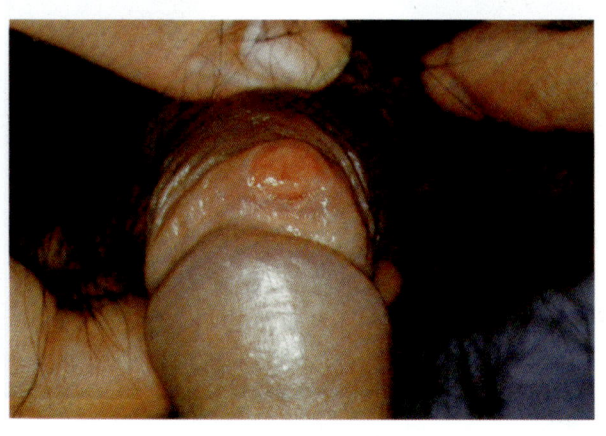

图 11-1　硬下疳

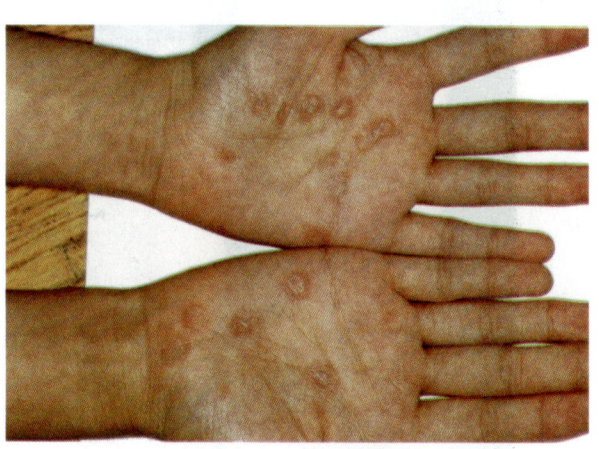

图 11-2　Ⅱ期梅毒疹

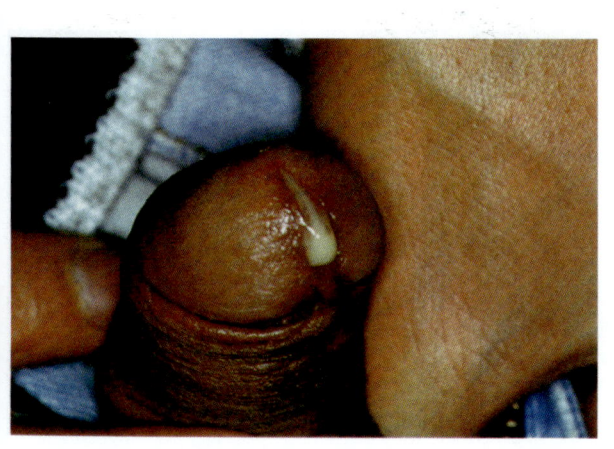

图 11-3　急性淋病

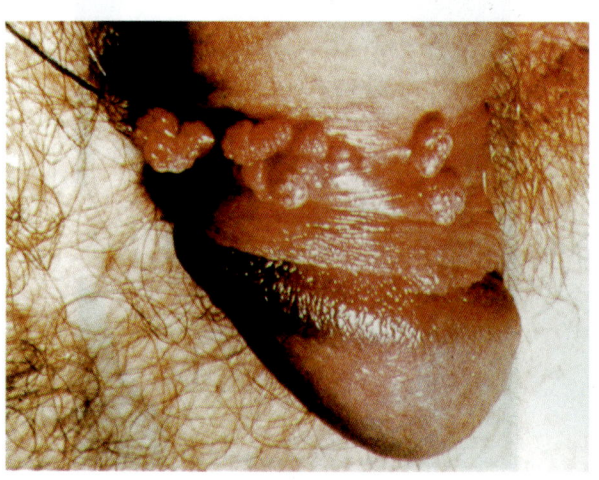

图 11-4　类锐湿疣

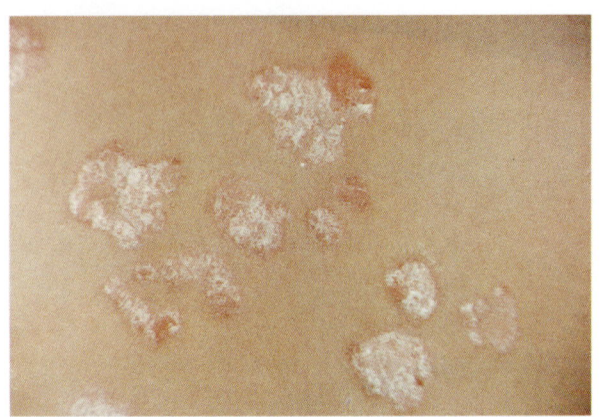

图 12-1　银屑病

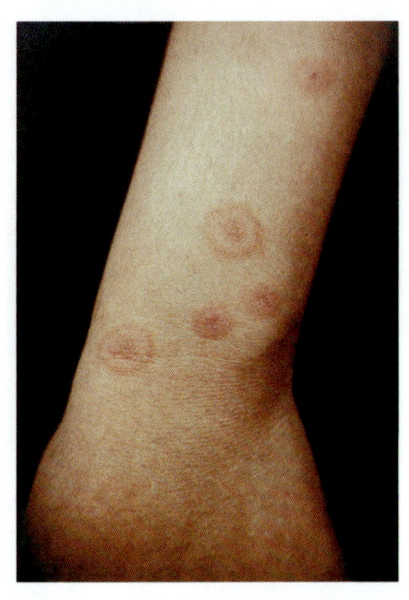

图 12-2　虹膜状皮损

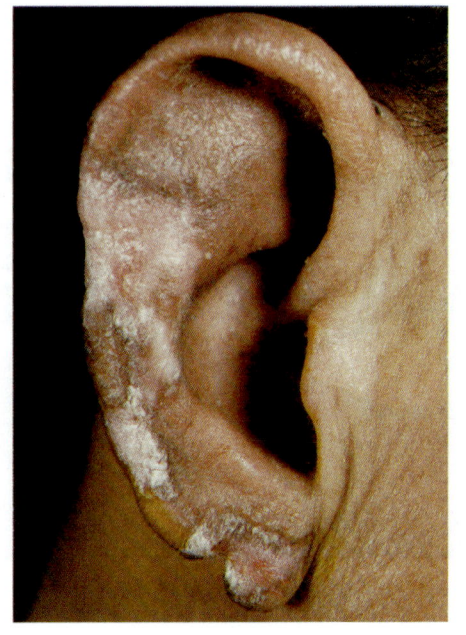

图 13-1　盘状红斑狼疮

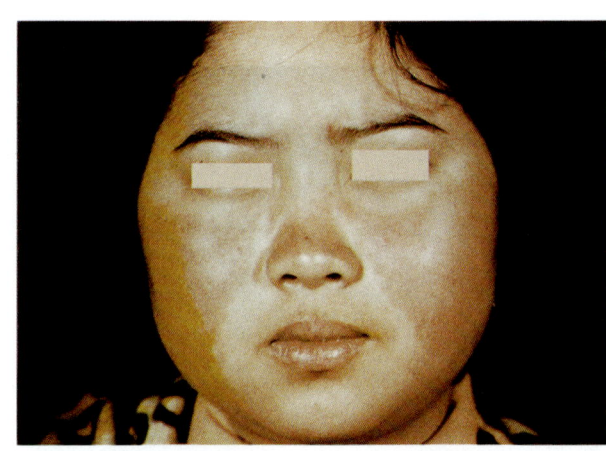

图 13-2　系统性红斑狼疮

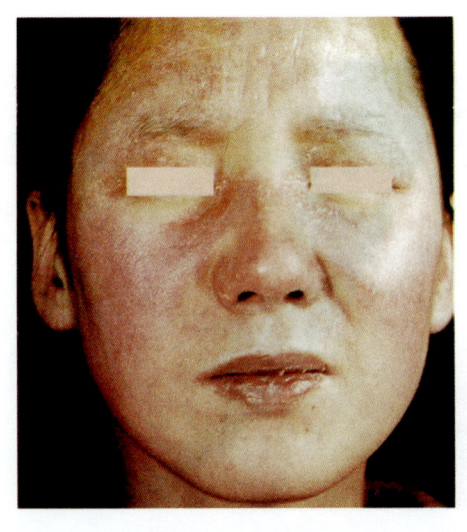

图 13-3　皮肌炎

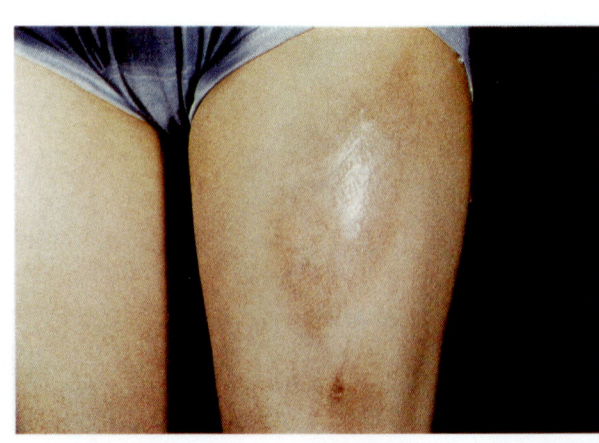

图 13-4　硬皮病

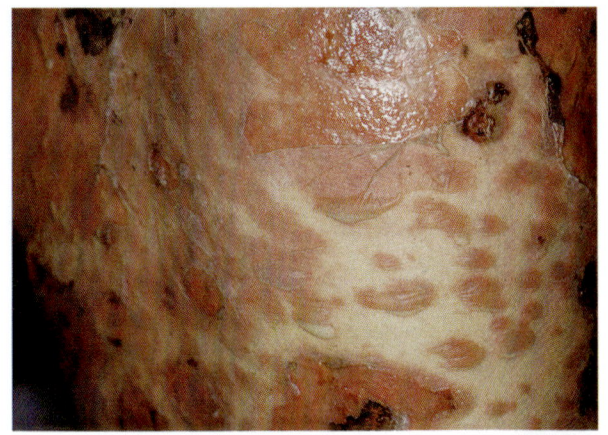

图 14-1 天疱疮

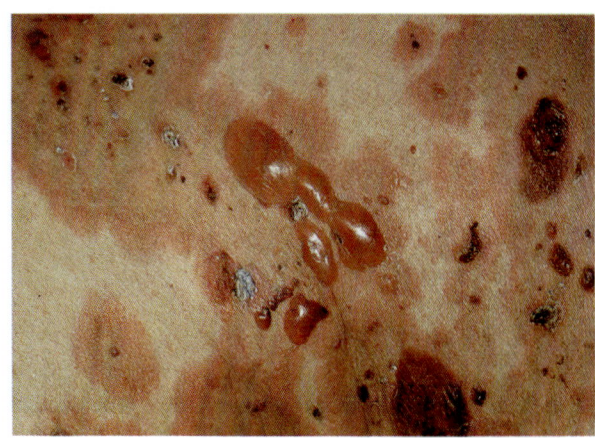

图 14-2 类天疱疮

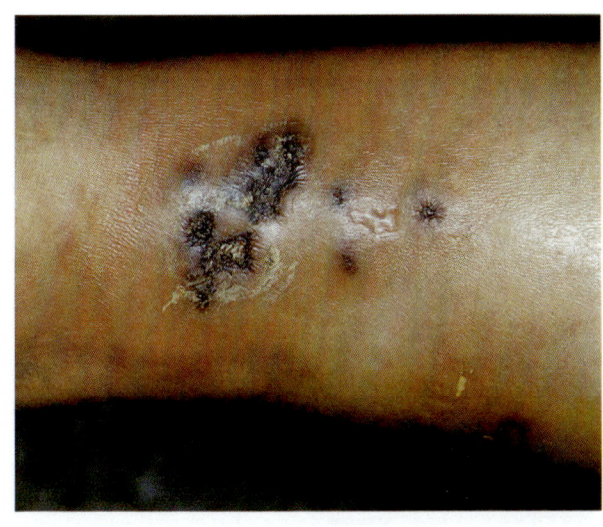

图 15-1 血管炎

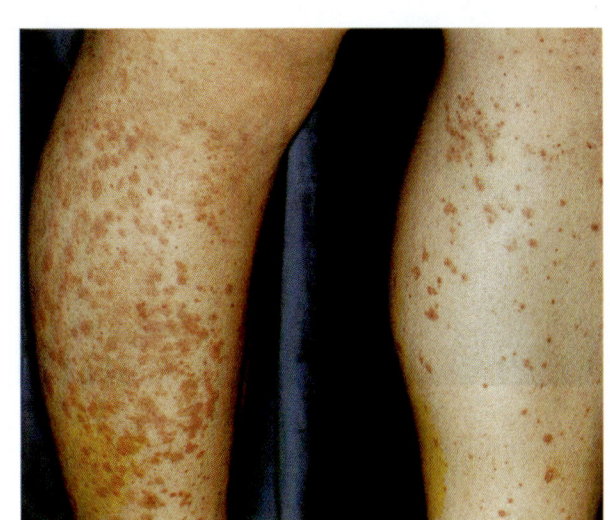

图 15-2 紫癜

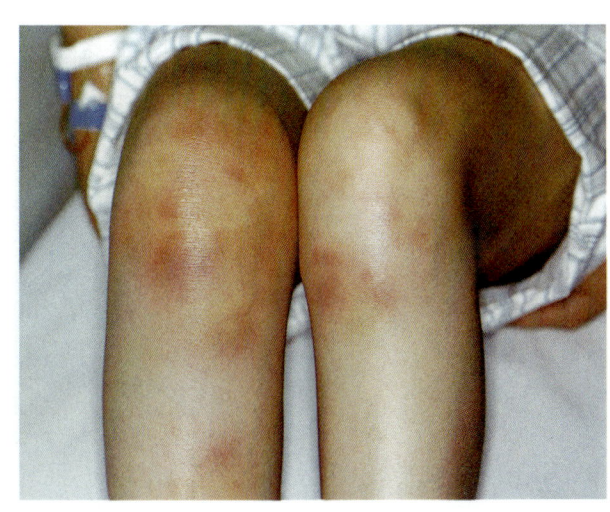

图 15-3 结节性红斑

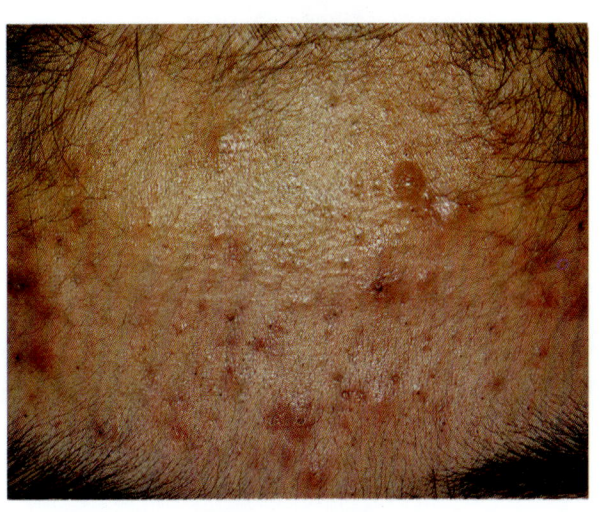

图 16-1 痤疮

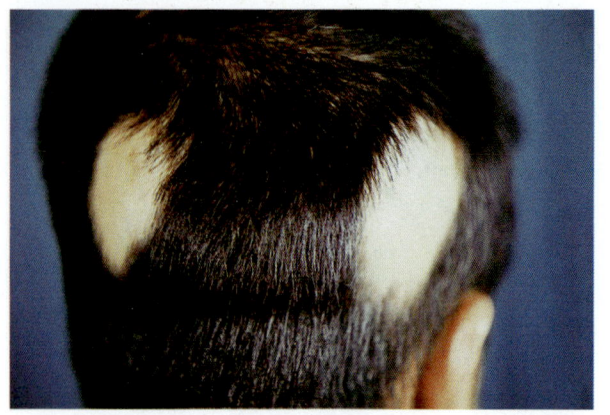

图 16-2　斑秃

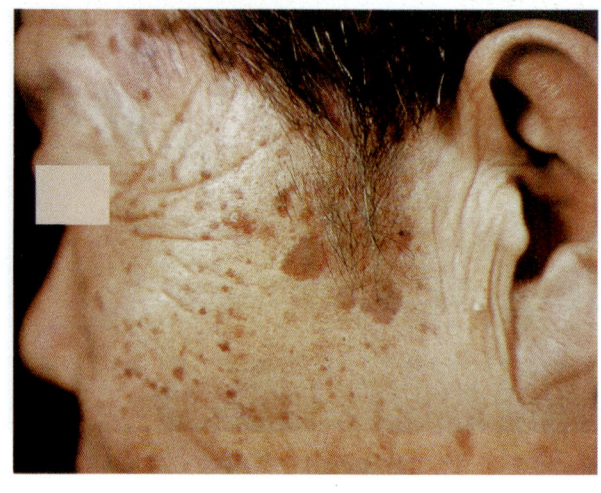

图 17-1　脂溢性角化

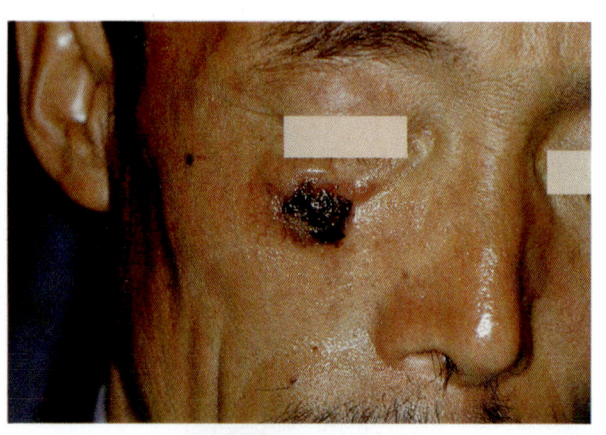

图 17-2　基底细胞癌

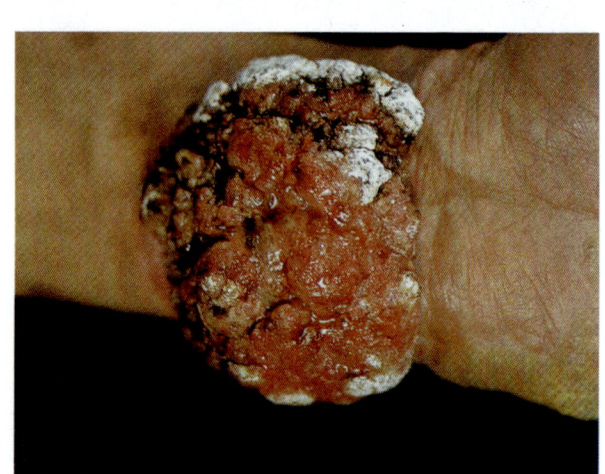

图 17-3　鳞状细胞癌

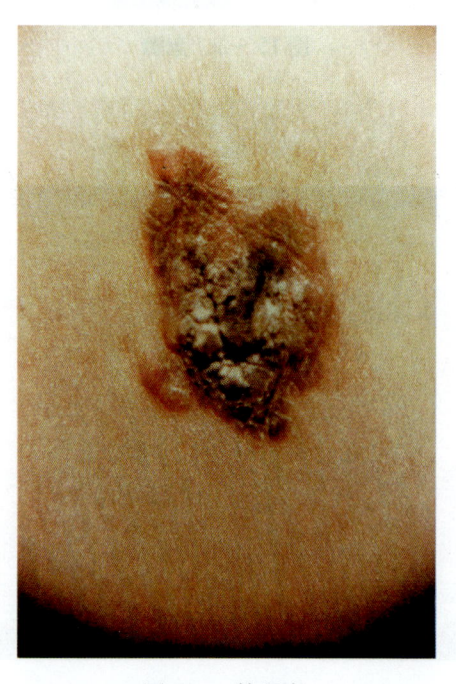

图 17-4　鲍温病

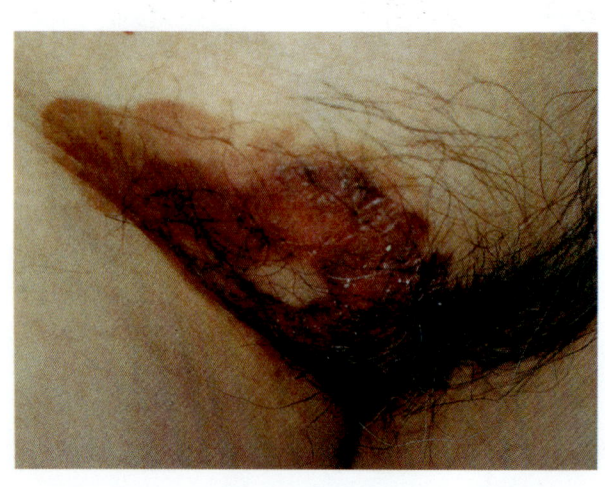

图 17-5　帕哲氏病